Uschi Brunner • Heike Wicklein
Die Kunst der Ayurvedischen Massage

Uschi Brunner • Heike Wicklein

Die Kunst der Ayurvedischen Massage

Vitalität und Entspannung für Körper und Seele

Kösel

Dieses Buch ersetzt nicht medizinischen Rat. Falls Sie ernsthafte gesund-heitliche Probleme haben, sollten Sie sich mit Ihrem Arzt in Verbindung setzen. Autorinnen und Verlag übernehmen keine Haftung.

ISBN 3-466-34375-5
© 1997 by Kösel-Verlag GmbH & Co., München.
Printed in Germany. Alle Rechte vorbehalten.
Druck und Bindung: Kösel, Kempten.
© Fotos und Grafiken: Heike Wicklein und Uschi Brunner.
Auf den Fotos: Heike Wicklein, Nürnberg; Uschi Brunner, München;
Ute Urbanczyk, Burgthann; Bärbel Pfarrer, München; Siegfried Heilscher, Pretzfeld.
Fotografen: Dieter Wiesner sowie Norbert und Dirk Meidel, Nürnberg (1995).
Grafikerin: Ursel Räder, Nürnberg.
Fotoanstalt: Foto Grafik Hörlein, Nürnberg.
Umschlagfoto: Howard Grey/Tony Stone Bilderwelten, München.

1 2 3 4 5 · 01 00 99 98 97

Gedruckt auf umweltfreundlich hergestelltem Werkdruckpapier (säurefrei und chlorfrei gebleicht)

Inhalt

**Wir widmen dieses Buch unseren Lehrern
Prof. Vaidya B.P. Nanal und Prof. Dr. Rocque Lobo**

Zur Anrede:
Aufgrund der besseren Lesbarkeit wird im Buch darauf verzichtet, gleichzeitig sowohl die männliche als auch die weibliche Anrede zu verwenden.

Zu den Begriffen aus dem Sanskrit:
Der Verlag verzichtet bei den Begriffen aus dem Sanskrit auf die in der wissenschaftlichen Literatur üblichen diakritischen Zeichen.

Die Autorinnen

Uschi Brunner

Ich leite in München das *Studio für Ayurveda Yoga*. Meine Kurs- und Seminartätigkeit ist seit vielen Jahren auch mit öffentlichen Trägern verknüpft, wie zum Beispiel der Münchner Volkshochschule und dem Münchner Bildungswerk; für den Bayerischen Volkshochschulverband gebe ich Fortbildungsseminare für YogalehrerInnen in Bayern. Mein Arbeitsschwerpunkt liegt auf dem Gebiet des Yoga, wobei der Ayurveda seit Beginn meiner fünfjährigen Yogalehrer-Ausbildung bei Prof. Dr. Rocque Lobo (Förderverein für Yoga und Ayurveda e.V., München) untrennbar mit dem Yoga verbunden war.

Den ersten intensiven Kontakt zur Ayurvedischen Massage bekam ich ab 1985, als Prof. Vaidya Nanal aus Poona (Indien) neben ausführlichen Ayurveda-Seminaren auch Einführungsseminare in die Grundlagen der Ayurvedischen Massage gab. Vaidya Nanal kam damals einige Jahre als Gastdozent des Fördervereins nach München. Auch hier wurde die Ayurvedische Massage nicht für die therapeutische Anwendung vorgestellt, sondern zum Erlernen und Praktizieren im privaten Freundes- und Familienkreis – sozusagen als lebendige Gesundheitsmaßnahme, die die Sinnlichkeit der Berührung und die Kontaktfähigkeit in berührender Begegnung schult und ein Medium für einen nonverbalen zwischenmenschlichen Dialog darstellt. In diesem Sinne habe ich meine Erfahrungen dieser Grundmassage viele Jahre privat genossen und gepflegt.

Heike Wicklein kenne ich seit dem Beginn meiner Yoga-Ausbildung, aber unsere regelmäßigen Begegnungen verwandelten sich erst im Laufe der letzten zehn Jahre zu einer immer intensiver werdenden Arbeitsgemeinschaft. Heute verbindet uns ein sehr herzliches und seelisches Band. Unsere Beziehung gehört zu jenen, für die ich in meinem Leben sehr dankbar bin. Heike Wicklein hatte damals ihre Kenntnisse in Ayurvedischer Massage schon mehr vertieft als ich, so dass ich in unseren jährlich abgehaltenen Lindener-Seminaren viel zur Ayurvedischen Massagetechnik dazulernte. Ab dieser Zeit gab ich auch öfter Massageseminare beim Münchner Gesundheitspark. 1994 bekamen wir von einem Kitzbüheler Sporthotel die Aufgabe, das Hotelpersonal in Ayurveda und Ayurvedischer Massage zu schulen. 1995 erweiterte ich mein Wissen darüber bei

Dr. Iza Janeck in Diez, die eine längere Ausbildungszeit im Atmasantulana-Village (geleitet von Dr. Tambe) bei Poona absolviert hatte. Gemeinsam gründeten Heike und ich 1995 das *Fortbildungsinstitut für ganzheitliche Gesundheit, Ayurveda & Yoga*, über das wir seitdem in Nürnberg und München 1 1/2-jährige Ayurveda-Yoga-Fortbildungen anbieten.

In meinem Münchner Yogastudio gebe ich für YogaschülerInnen auf Wunsch auch Massage-Einzelstunden, um das innere Befinden zu stabilisieren, das eigene Wohlgefühl zu verstärken oder einfach nur zum Genießen. Ich arbeite mit der Ayurvedischen Massage im Sinne einer Gesundheitsbildung und nicht im therapeutischen Wirkungsbereich. Wichtig ist mir dabei, dass es darin nicht nur um eine besondere Massagetechnik geht, sondern dass das »Wie«, »Wo« und »Wann« einer Berührung im Vordergrund steht – und dass ich als Massierende nicht etwas »mache«, sondern ganzheitlich mit der Atmosphäre der Massage verbunden bin. Ayurvedische Massage ist für mich Begegnung, Erlebnis; es werden Stimmungen und Gefühle erzeugt, die es bewusst in eine Richtung zu lenken gilt.

Heike Wicklein

An meinen ersten Kontakt mit der Ayurvedischen Massage kann ich mich noch sehr gut erinnern. Es war 1982 anlässlich eines Seminars mit Prof. Vaidya Nanal aus Poona (Indien). Der nachhaltigste Eindruck bei diesem Massagewochenende war zum einen der Umgang mit Öl bei der Massage und zum anderen der Satz: »Ayurvedische Massage hat eine Wirkung auf die Gesamtpersönlichkeit des Menschen und damit Einfluss auf seinen Körper, seinen Geist und seine Seele.« Dies genügte, um mich für die Ayurvedische Massage einzunehmen. Seit dieser Zeit beschäftige ich mich neben meiner schwerpunktmäßigen Arbeit auf dem Gebiet des Yoga und Ayurveda und der Psychosomatischen Gesundheitserziehung in der Erwachsenenbildung intensiv mit der Ayurvedischen Massage. Meine Kenntnisse konnte ich mir hauptsächlich während meiner Ausbildung und in Seminaren beim Förderverein für Yoga und Ayurveda e.V. in München aneignen. Dessen Leiter, Prof. Dr. Rocque Lobo, hatte über viele Jahre hinweg immer wieder Gastdozenten zum Thema Ayurveda eingeladen, die unter anderem auch Seminare in Ayurvedischer Massage anboten. Durch die Zusammenarbeit mit Kollegen, die sich mit der Ayurvedischen Massage beschäftigen, und den Besuch von weiterführenden Massage-Seminaren bei anderen Institutionen konnte ich meine Kenntnisse, speziell in der Ayurvedischen Massage, erweitern und vertiefen.

Die fruchtbare Zusammenarbeit mit Uschi Brunner, sowohl auf dem Gebiet des Yoga und Ayurveda als auch in der Ayurvedischen Massage, hat die Idee zu diesem Buch, die schon viele Jahre vorher geboren wurde, realisierbar gemacht. Ayurvedische Massage stellt für mich ein unterstützendes Mittel in der Gesundheitsvorsorge dar. Die Verbindung der Ayurvedischen Massage mit den vitalen Stellen (Marmas), die in diesem Buch mit vorgestellt werden, ermöglicht einen noch ganzheitlicheren Umgang mit der Massage. Ein wichtiger Aspekt im Umgang mit der Ayurvedischen Massage ist für mich, dass ich sowohl andere Menschen massiere, mich aber auch selbst massiere und massieren lasse – damit ich an mir selbst immer wieder spüre, wie eine erhaltene Massage wirkt, aber auch, damit »Geben« und »Nehmen« wieder ein Gleichgewicht finden. Wenn für beide Beteiligten das Gefühl »satt« und »zufrieden« nach der Ayurvedischen Massage vorherrscht und diese sich für die massierte Person wohltuend auf Körper, Geist und Seele ausgewirkt hat, dann kann von einer gelungenen Massage ausgegangen werden – und der Sinn dieses Buches ist erfüllt.

Gemeinsam wollen wir unseren Lehrern und Lehrerinnen danken, bei denen wir über all die Jahre lernen durften. Und ebenso unseren Schülerinnen und Schülern, mit denen wir gemeinsam wachsen und im gegenseitigen Austausch immer mehr unser Gespür für das jeweils Notwendige und Anstehende entwickeln konnten. Für die vielen Stunden, die für die Entstehung der Fotos notwendig waren, möchten wir uns besonders für die heitere Geduld unserer Modelle Ute Urbanczyk, Bärbel Pfarrer und Siegfried Heilscher bedanken. Auch die Fotografen Dieter Wiesner, Norbert und Dirk Meidel haben immer zu einer guten Stimmung während der Aufnahmezeit beigetragen, und für ihre hilfreichen Anregungen sei hier auch nochmals herzlich danke gesagt. Ursel Räder hat sich mit Liebe und in vielen Gesprächen mit Heike Wicklein in die Massageabläufe eingefühlt und dann die lebendigen Skizzen nach und nach aufs Papier gebracht. Sie sind ihr wirklich gut gelungen. Und auch unserer Lektorin im Kösel-Verlag, Beate Herbinger, möchten wir danken für ihre immer freundliche Geduld und ihre guten Vorschläge, die die Entstehung dieses Buches begleiteten.

Über die Kunst des Berührens

Unsere Sinne sind auf Kontakt aus. Sie wollen berühren und berührt werden, um das Leben lebendig zu machen und um es zu begreifen. Um das persönliche Leben bunt zu machen. Die Sprache der eigenen Sinne bewusst zu erleben, ist eine unerschöpfliche und immer wieder interessante Erfahrung – die Botschaften der eigenen Sinne zu verstehen, zu spüren, zu erleben.

Was suchen sich die eigenen Augen? Suchen Sie etwas, irren sie umher, ruhen sie auf einer Person oder wollen sie ausweichen, wegsehen, nicht-sehen? Wann hält uns ein Gegenüber mit seinen Augen fest, berührt uns tief innen, gibt uns Halt, verunsichert uns oder bedroht uns mit seinem Blick, durchbohrt uns, fordert uns auf? Augen-Blicke der Berührung, die uns unter die Haut gehen können oder uns »nicht jucken«; die im emotionalen, psychischen oder seelischen Bereich nachwirken, ohne unsere physische Oberfläche im Geringsten zu berühren. Die Kunst, sich des Blicks der eigenen Augen bewusst zu sein, der Sprache der eigenen Blicke. Die Sensibilität zu haben, um zu spüren, welche Stimmungen, Gefühle und Reaktionen es in dem Menschen hinterlässt, den wir ansehen. Unsere Augen sind im Spiel unserer Sinne sehr aktiv. Wir nehmen bewusst oder unbewusst wahr, ob unser Gegenüber die Kraft des »Feuers« darin hat: heiß, lodernd, warm, wärmend, erwärmend, oder ob es darin zu Eis gefriert. Oder ob sich in den Augen die Stabilität der »Erde« zeigt, die Ruhe, die Stetigkeit, die Ausdauer. Oder die gefühlvolle, feuchte Welt des »Wassers«; oder die Bewegtheit der »Luft«, eines Windhauchs, eines Sturms, eines Orkans oder die Weite des »Raumes«.

Unsere Ohren dagegen sind im Metier der Töne zu Hause. Reale, hörbare Töne, Akustik und lautlose Zwischentöne, imaginär und doch real. Subjektiv real. Wie spricht jemand mit uns: forsch, liebevoll, leise, laut, beruhigend, aufpeitschend, glücklich, zornig, erlahmend oder intensiv und eindringlich? Das »Wie« einer Stimme führt oft auch zum »Warum«, und zu dem, was uns jemand »hinter den eigentlichen Worten« sagen möchte. Die subtile Botschaft hinter dem offiziellen Gespräch. Unsere Ohren haben die Fähigkeit, Dinge zu hören, die nicht gesprochen sind, sowie »ehrliche« und »falsche« Töne auseinander zu halten. Die Ohren lieben auch die Stille, den »Raum«. Die Ruhe oder die Bewegtheit darin zu erkennen, die Schönheit oder die Disharmonie darin zu spüren, ist die Kunst unserer Ohren.

Die Nase liebt die »Luft«. Die Atmung ist in ihr zu Hause, und sie fühlt sich in der kühlen und feuchten Umgebung wohl, wenn sie im Rhythmus bleiben kann, ruhig, gleichmäßig, belebend. Und sie bringt den Geruch mit, den Wohlgeruch oder den Gestank, den Lieblingsduft, die Frühlingsluft, das Mittagessen, den Duft eines Körpers, den Geruch eines Feldes nach einem Regen, Schneeluft ... Er berührt uns, der Geruch – und ruft Freude oder Antipathie hervor, Sehnsucht, Verlangen oder Ablehnung, Gleichgültigkeit, Unmut. Er erinnert uns, der Duft, und führt uns vielleicht über die Gegenwart in die Vergangenheit: Kindheitserinnerungen, Gerüche einer Wohnung, einer Landschaft, einer geliebten Person ...

Geruch und Geschmack sind Blutsverwandte, die sich nahe stehen. Schmeckt mir das, was so gut riecht? Bei bestimmten Gerüchen läuft einem das Wasser im Mund zusammen: Man bekommt Appetit. Ein Duft lockt, verführt und zieht uns an. Geschmack berührt nicht nur die Zunge. Es ist der persönliche Geschmack, der verfeinert ist oder grob. Ein Kleidungs- oder Wohnstil, die Partnerwahl, ein Lebensumfeld usw. Wir können in vielen Bereichen »auf den Geschmack kommen«. Und wenn wir uns etwas einverleibt haben, spüren wir, ob es uns schmeckt. Und wie es schmeckt. Ist es »süß« oder »sauer«, »bitter« oder »scharf«, »salzig« oder »herb«? Geschmack ist individuell und will individuell befriedigt werden. Es ist eine Kunst, den eigenen Geschmack zu entwickeln oder den Geschmack von jemandem zu treffen. Man kann sich geschmacklos verhalten oder etwas Geschmackloses sagen. Geschmack führt zu Hunger oder Appetitlosigkeit, zu Sättigung oder zu Magenverstimmung und kann gegebenenfalls Heißhunger, Sucht oder Unverdaulichkeit hervorrufen. »Die Liebe«, so sagt man, »geht durch den Magen« – und doch steht sie auf keiner Speisekarte. Es ist eine Kunst, das Materielle, das Sichtbare, mit dem Unsichtbaren, das nur gespürt und empfunden werden kann, zu verbinden. Verbindungen dieser Art können ganzheitliche Lebensenergie in den Sinneswahrnehmungen entfalten.

So dass uns das Leben »unter die Haut gehen kann«. Dass wir es bewusst fühlen können in seiner Sanftheit und Wildheit, in seinen Sonnentagen und in seinen Herbststürmen. Haut. Haut, die sich berührt und vieles in Bewegung bringen kann. Berührung, die uns immer innerlich mit dem »Gestern, Heute, Morgen« in Verbindung bringen kann. Und Geborgenheit, Ruhe, Besitzansprüche, Hektik, Grobheiten anklingen lassen kann. Berührung ist Emotion. Berührungen beflügeln oder beruhigen die Gedanken. Berührungen gehören zum Leben, vom Baby- bis zum Kindesalter, zum Jugendlichen und zur Frau, zum Mann, zum reifen und zum alten Menschen. Berührungen gehören zum Beginn und zum Abschied. Es ist die Kunst der Berührung, wie und wann wir berühren, berührt werden und uns berühren lassen. Diese Kunst können wir in unserem Leben kultivieren.

Massage ist ebenfalls Berührung – eine von vielen Arten zu berühren und berührt zu werden. Massage kann mehr als eine Technik sein, wenn sie versteht, den Menschen nicht nur äußerlich, sondern auch von innen her zu berühren. Etwas in ihm zum Fließen zu bringen. Etwas heilsames Zwischenmenschliches entstehen zu lassen. Ayurvedische Massagen sollen in dem Sinne wirksam sein, dass das Erleben wieder »lebendig« wird und verstimmte Empfindungen wieder ins Lot kommen. Sie möchten achtsam und in gegenseitiger Achtung ausgeführt werden. So wie es das Sanskrit-Wort »snehana« ausdrückt: in liebevoller Zuwendung füreinander. Zuwendung als ganzer Mensch – und nicht nur Öl in die Haut einreiben oder Stress abbauen. Es bedeutet da sein füreinander, ganz, ungeteilt, für den Zeitraum, den man dafür gewählt hat.

I.
Ayurveda und Abhyanga, die Ayurvedische Massage

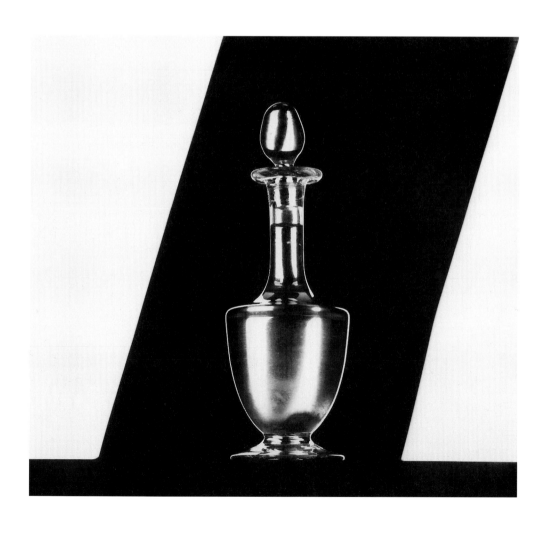

1. Was ist Ayurveda?

Ayurveda bezeichnet das altindische Medizinsystem, das sich seit 3500 Jahren im Sinne der Gesunderhaltung des Menschen entwickelt hat. Die Ayurvedische Medizin hat, wie alle indischen Wissenschaften, ihre Grundlage in einer Philosophie, die die Eigenschaften und Vorgänge der Natur und des Weltalls betrachtet. Sie geht davon aus, dass das Individuum als Mikrokosmos und das Weltall als Makrokosmos identisch sind – dass der Mensch also ein Miniaturabbild der großen Natur ist. Diese Medizinphilosophie ist eine ganzheitlich orientierte Heilkunde, die über den rein naturwissenschaftlich orientierten Ansatz weit hinausgeht. Sie weiß um die Einheit von Körper, Seele und Geist; für die Heilung wird immer der Mensch auch in seinen ganzheitlichen Beziehungen gesehen: in seinen privaten, sozialen und gesellschaftlichen Beziehungen. Auch das individuelle Eingebundensein in kosmische Zusammenhänge wird in seiner Wechselwirkung berücksichtigt. Sie ist die älteste uns überlieferte Gesundheitslehre und eine Naturheilkunde.

Gesundheit, so heißt es, entsteht dann, wenn der Mensch im Gleichgewicht lebt. Die Aufgabe eines Ayurveda-Arztes (Vaidya) besteht darin, diese innere Homöostase im Körperlichen, Emotionalen, Geistigen und Seelischen seines Patienten zu bewahren oder sie wiederherzustellen. Dazu benötigt er, neben seinem medizinischem Wissen, große Sensibilität und Wahrnehmungsfähigkeit auf ganzheitlicher Ebene.

Das Wort Ayurveda bedeutet »das Wissen vom Leben«. »Ayus« heißt »Leben« oder »Zusammenhalt«; die »Veden« bedeuten »Wissen« oder »Wissenschaft«. Ayurveda ist also eine Erfahrungswissenschaft über alle Vorgänge, die mit Leben – und damit auch mit Tod – zu tun haben. Es ist eine Wissenschaft, wie man gesund und glücklich leben kann – und das möglichst lange. Es möchte dem Einzelnen dazu verhelfen, das eigene Leben in Bewusstheit, Erfüllung, in sinnlicher und geistiger Zufriedenheit führen zu können. Gesundheit in diesem Sinne ist weit mehr als die Abwesenheit von Krankheit. Wenn der Wunsch, Gesundheit zu erhalten, so verstanden wird, wird damit das Leben in seinen ganzen Abläufen, Beziehungen und Empfindungen in den Mittelpunkt gerückt. Laut Ayurveda gibt es wenig Möglichkeiten, krank zu werden, wenn man sich gemäß den Gesetzen der Natur und ihren Regeln verhalten kann. In der ayurvedischen Heilmethode wird der Behandelnde in seiner individuellen Persönlichkeit gesehen, in seinem geistigen Vermögen, seinen Empfindungen, seinem Handeln, in seinen Beziehungen, in seinen Sinnfragen und in seiner

Lebensperspektive. Es wird die Frage gestellt, ob er glücklich oder unglücklich ist und was ihn schmerzt oder kränkt. Kommt es in der Wechselwirkung von inneren und äußeren Prozessen zu Spannungen oder Schmerzen, so zeigen sich diese Störungen unter anderem in den so genannten Marmas des Körpers. Die Marma-Lehre ist ein Teil des Ayurveda und gibt Auskunft über 107 vitale, psychosomatische Stellen im Körper. Diese Marmas geben über innere Synchronisation bzw. Desynchronisation wichtiger Lebensfunktionen Auskunft.

Ayurveda hat seine Heimat in Asien und doch können seine Grundwerte auf jede Kultur übertragen werden, da er einen allgemein gültigen Charakter hat. Dies setzt voraus, dass der Einzelne, der sich dem Ayurveda nähern möchte, die Grundelemente einer ayurvedischen Sicht- und Denkweise versteht, und vor allem, dass er sich seiner eigenen Empfindungen, seiner Körpersprache, seiner Reaktionen bewusst wird. Ayurveda ist eine Schulung der Wahrnehmungsfähigkeit. Eine Bewusstwerdung der subjektiven Botschaften der eigenen fünf Sinne (Geruchssinn, Geschmackssinn, Gesichtssinn, Tastsinn, Gehörsinn) steht stets am Anfang einer ayurvedischen Handlungsweise. »Leben« bedeutet in diesem Zusammenhang zuerst »Erleben«. Und »Erleben« ist international. Wobei in Europa das »Denken« das »konkrete Empfinden« oft besiegt. Einer Erfahrungswissenschaft dieser Art kann man sich jedoch nur nähern, wenn »Denken« und »Fühlen« wie zwei starke Partner zusammenwirken.

Therapeutisch könnte Ayurveda in Europa vor allem bei chronischen und psychosomatischen Erkrankungen sinnvoll angewendet werden. Da er hier jedoch (noch) keine zentrale Rolle spielt, liegt seine Bedeutung mehr in der Prävention und einer ganzheitlichen Gesundheitsbildung. Hier hat Ayurveda einiges zu bieten: Er kann europäische Sicht- und Lebensweisen ergänzen und zu mehr Lebensfülle anregen, denn neben der Heilung von Krankheiten lehrt Ayurveda auch, was ein gesunder und ganzheitlicher Lebensstil beinhaltet.

1.1 Zur Geschichte des Ayurveda

Ayurveda hat sich als »Mutter der Medizin« in den verschiedensten Formen auf der ganzen Erde verbreitet. Wie gesagt, ist Ayurveda die älteste Gesundheitslehre, die uns überliefert ist. Die Anfänge der Ayurvedischen Medizin werden um 1500 v.Chr. vermutet. Zu ihrem Entstehen haben hauptsächlich die vedischen Systeme beigetragen, von denen der Samkhya-Yoga und der Nyaya-Vaisesika die wichtigsten sind. Die indischen Philosophien basieren nicht nur auf Logik allein, sondern spiegeln zugleich tiefe meditative Erfahrungen wider. Die Veden sind die ältesten schriftlichen Aufzeichnungen des indischen Wissens, die in Sanskrit überliefert sind.

Das Wissen der Ayurvedischen Medizin haben die Weisen des indischen Altertums der Menschheit hinterlassen. In den Veden heißt es, dass diese Medizinlehre von Brahman selbst stammt, dem Schöpfer des Weltalls, der sie in seiner Liebe und Fürsorge für die Menschen an die Seher und Meditationsmeister (rishis) übermittelte. Das Wissen wurde über viele Generationen lang in metrischen Gesängen bewahrt und überliefert und später im Rg-Veda, Yajur-Veda, Sama-Veda und Atharva-Veda aufgezeichnet. Die ursprüngliche magisch-religiöse Betrachtungsweise der Veda-Medizin wurde später durch Beobachtungen Gelehrter ergänzt, die auf wissenschaftlichem Denken beruhten, so dass die Ayurvedische Medizin eine feste und logische Basis erhielt. Das in den Veden verstreute Wissen wurde gesammelt, sorgfältig auf seine Wirksamkeit hin geprüft und systematisch zusammengestellt. Dies wird heute als »Samhita« bezeichnet.

Bis in die Gegenwart haben drei authentische Werke in der Ayurvedischen Medizin überlebt. Die alten Texte wurden später noch von Autoren ergänzt und umgewandelt, sind aber mindestens 1200 Jahre alt. Die »großen Drei« sind in der Anwendung bis heute lebendig geblieben:

○ die Caraka-Samhita (ca. 1. Jh. v.Chr.)
○ die Susruta-Samhita (ca. 1. Jh. n.Chr.)
○ die Vagbhata-Samhita (ca. 7. Jh. n.Chr.)

Die Vaidyas (Ärzte) Caraka und Susruta sind die Altväter der Ayurvedischen Medizin und repräsentieren die beiden wichtigen Schulen. Sie haben seinerzeit das über Generationen mündlich überlieferte Wissen niedergeschrieben und ergänzt.

Der Schwerpunkt der *Caraka-Schule* liegt auf der Inneren Medizin. Er befasst sich in der Hauptsache mit dem Anliegen, wie der Zusammenhalt in der menschlichen Gemeinschaft hergestellt und der innerkörperliche Zusammenhalt bewahrt werden kann. (Früher versuchte man den Zusammenhalt auch mit Opferritualen zu festigen und soziale Spannungen durch das indische Kastensystem zu reglementieren.) Ayurveda entwickelte hier im Laufe der Zeit eine hervorragende Pflanzenpharmakologie, die keine schädlichen Nebenwirkungen im Körper verursacht. Auch heute noch befasst sich diese Schule des Ayurveda mit Ernährungslehren (Diätetik) – Verhaltenslehren gemäß der subjektiven Grundnatur (prakrti), die geistige und soziale Gesundheit ermöglichen –, mit der Herstellung von Drogen, von Rasayanas (Nahrungsmittelzusätze, die den Körper aufbauen und widerstandsfähiger gegen die Einflüsse des Alterns machen), von Mitteln für die Verjüngung (Gerontologie) und für Potenzsteigerung (Virilisation). Außerdem verfügt man hier über Wissen und Erfahrung in den Reinigungstechniken (Panchakarma-Therapie), den Ganzkörper-Massagelehren (Abhyanga), der Hydrotherapie (u.a. Dampfbäder), über Praktiken des Inhalierens sowie in den Fasten- und auch in den Yoga- und Meditationstechniken.

Die *Susruta-Schule* verehrt Dhanvantari als »Arzt der Götter« und befasst sich vor allem mit der Chirurgie. Sie versucht durch chirurgische Methoden, den inneren Zusammenhalt »ayus«, wiederherzustellen. Susruta sezierte als erster Arzt in Indien, was damals verboten war. Er hatte auf dem Kriegsschauplatz zu heilen, auf dem die Methoden der Inneren Medizin nicht mehr wirken konnten. Bei dieser Arbeit entwickelte er die Marma-Lehre, das heißt die Kenntnis von 107 besonders vitalen Stellen, die er in seiner Salya-Tantra festhielt. Marma bedeutet so viel wie »hier kann der Tod einbrechen«. Marmas können bei guter Funktion volles Leben und Erleben ermöglichen, bei Verletzung, Erkrankung oder Deformierung das Bewusstsein und das Erleben eines Menschen verändern. Susruta erkannte, an welchen körperlichen Stellen Verletzungen tödliche Auswirkungen oder deformierende Wirkungen auf zentrale geistige-psychische-emotionale-körperliche Funktionen haben können. Auch das Wach- oder Schlafbewusstsein, das persönliche Wahrnehmen oder das Erleben des Einzelnen kann durch eine Verletzung der Marmas verändert werden. Die Kunst eines Chirurgen zeichnete sich darin aus, dass er bei einer Operation nie ein Marma verletzen durfte und dass er sich bei Beeinträchtigungen besonders dieser Marmas annahm, um sie nach Möglichkeit wieder funktionsfähig zu machen.

Vaidya Vagbhata (ca. 625 n.Chr.) schrieb in seiner Abhandlung der Astânga Hridaya Samhita eine Zusammenfassung der beiden Gebiete. Er vertrat die Ansicht, dass ein Arzt sowohl die Kenntnisse der inneren Medizin als auch der Chirurgie nutzen müsse. Er führte einige neue Heilpflanzen ein und beschrieb wertvolle Veränderungen und Ergänzungen der Chirurgie.

Die Blütezeit des Ayurveda in Indien lag in der Zeit vom 7. Jh. v.Chr. bis 7. Jh. n.Chr. Bereits im 7. Jh. v.Chr. wurde er in großen Universitätsstädten vermittelt, so zum Beispiel in Taxila (im heutigen Pakistan), in Nalanda (im heutigen Bihar) und in Benares. Schon damals wurde Ayurveda in den acht verschiedenen Fachrichtungen gelehrt:

- Allgemeine Medizin
- Pädiatrie (Kinderheilkunde)
- Psychiatrie

- Hals-, Nasen-, Ohren- und Augenheilkunde
- Chirurgie
- Toxikologie
- Geriatrie (Altersheilkunde)
- Sexual- und Frauenheilkunde

Das Studium dauert heute 11 bis 12 Semester, und die Praxis darf nur mit staatlicher Genehmigung und offizieller Graduierung ausgeübt werden.

Im Mittelalter wurden alle Ayurveda-Universitäten von den über Jahrhunderte andauernden Invasionen zerstört. Im 19. Jh. führten die englischen Kolonialherren die moderne Schulmedizin ein und etablierten entsprechende Universitäten. Seit den 1839 veröffentlichten *Minutes of Education* bis zur indischen Unabhängigkeit 1947 versuchten sie, das einheimische medizinische Wissen zu verdrängen. Doch der Ayurveda war zu tief in der indischen Gesamtbevölkerung lebendig, als dass die neuen Hygiene-Konzepte und die westlichen Operationssäle mit den Analyselabors ihn hätten ersetzen können. Seit den 60er-Jahren erlebt der Ayurveda wieder eine Renaissance, die ein neuer, internationaler Zeitgeist für Ganzheitsmedizin zu bewirken scheint. Heute gibt es in Indien an die 55 staatliche und 70 private Universitäten und Lehrinstitutionen für Ayurveda, so dass die Ayurvedische Medizin wieder vielen hundert Millionen Menschen als Heilkunde dienen kann.

2. Was will Massage?

Ölmassagen sind in Europa seit biblischer Zeit bekannt und wurden bereits von Hippokrates, Galen und anderen berühmten Ärzten verordnet, weil sie erkannt hatten, dass diese einen guten Einfluss auf Krankheitsverläufe haben. Massage ist eine wirkungsvolle und sehr natürliche Methode, um sich zu entspannen und gleichzeitig den Körper zu durchbluten, zu reinigen und zu verjüngen. Werden in der Massage naturbelassene Öle ohne chemische Zusätze verwendet, so sind diese zugleich Nahrung für den Körper, da sie über die Haut auf den Stoffwechsel einwirken. Massage stimuliert den gesamten Organismus und hilft ihm beim Ausscheiden von Giftstoffen und seinen natürlichen Abfallstoffen, was eine regenerative Wirkung hervorruft.

In der heutigen Zeit führt der allgemeine Lebensstil dazu, dass wir im Alltag mit Giftstoffen unvermeidlich konfrontiert werden, selbst wenn wir uns um bewusste und natürliche Lebensformen bemühen. Die Luft, ein Lebenselixier, das mit jedem Atemzug in die Lunge und damit in den Blutkreislauf aufgenommen wird, ist durch Autoabgase und industrielle Verschmutzung stark belastet. Unsere Lebensmittel sind häufig mit schädlichen Zusatzstoffen versehen. Das Sonnenlicht, das jeder braucht, ist nur mehr mit Vorsicht zu genießen, da auch hier die Luftverschmutzung zu einer fortschreitenden Zerstörung der schützenden Ozonschicht führt. Die veränderte Strahlenbelastung beeinträchtigt die Gesundheit unserer Haut. Auch die Kleidung im Westen ist zunehmend mit hautunverträglichen Mitteln behandelt, die die Haut und das Immunsystem schwächen. Dies alles belastet unseren Organismus von außen und innen.

Durch Massage wird die Haut gestärkt, gut durchblutet und genährt und somit stabilisiert und geschützt, so dass Giftstoffe nicht mehr so leicht in den Körper eindringen können. Zudem kann Massage helfen, Giftstoffe im Körper zu lösen und auszuscheiden. Die Haut spielt bei der Ausscheidung von Stoffwechselprodukten und Giftstoffen eine wichtige Rolle.

Massage ist also nicht nur im therapeutischen Bereich hilfreich. Sie hat einen wichtigen Stellenwert, um das innere Gleichgewicht der Säfte und Energien zu regulieren. Regelmäßig angewendet, kann sie Vitalität und innere Stärke erzeugen, die die Körper- und Geisteskraft stabilisieren, ebenso die Willenskraft, die Ausdauer und die Selbstbeherrschung.

Das Gleichgewicht im Körper hängt auch von einer richtigen Ernährung, ausreichendem Schlaf und Bewegung ab. Genügend Bewegung zu haben ist zum Beispiel sehr wichtig für eine Regulierung des Kreislaufs und für den Lymphfluss. Sitzende Tätigkeiten, gekoppelt mit erhöhter geistiger Beanspruchung und zu wenig Zeit, um sich an der frischen Luft aufzuhalten, bringen heute viele Berufe mit sich. Massage ist hier eine passive Möglichkeit, seine Gesundheit auf genießerische Weise zu fördern. Das Reiben, Kneten und Drücken des Körpers erzeugt Wärme, verbessert die Durchblutung und wirkt positiv auf das Lymphsystem. Besonders in kalten Jahreszeiten gleicht Massage den Kreislauf wohltuend aus.

Die *Lymphe* spielt im Immunsystem des Körpers eine wichtige Rolle. Die Massage versucht, in der Lymphe einen elektrischen und chemischen Ausgleich herzustellen. Sie ist eine milchige bis klare Flüssigkeit, die durch Aussickern aus den Blutkapillaren entsteht. Das Lymphsystem transportiert Nährstoffe zu den Zellen hin und Abfallprodukte aus dem Stoffwechselprozess von ihnen weg. Die feinen Lymphgefäße sind normalerweise minimal größer als das benachbarte

Blutgefäß; sie können jedoch bis zu sechs Mal größer werden, wenn sich Abfallprodukte darin ansammeln. Die Lymphgefäße wandern nur eine kurze Strecke und erreichen dann einen Lymphknoten, in dem Bakterien, Viren, Zellabfälle etc. zerstört werden. Ein weiteres Lymphgefäß bringt dann gereinigte Lymphe zum Herzen. Da Lymphgefäße Ventile haben, können Flüssigkeiten nur in eine Richtung fließen, nämlich zum Herzen hin. Am Halsansatz führt das größte Lymphgefäß, Thoraxkanal genannt, in die innere Halsvene, und die Lymphe vermischt sich wieder mit dem Blut.

Die Lymphe enthält viele Bestandteile, die sie für die Erhaltung des Körpers wichtig machen. So weist sie einen hohen Anteil aller Aminosäuren, Proteine (ungefähr halb so viel wie im Blutplasma) und der meisten Enzyme des Körpers auf sowie eine große Anzahl von weißen Blutkörperchen, die für die Abwehrkräfte des Körpers verantwortlich sind. Ein Großteil dieser Zellen, die Infektionen bekämpfen, wird in den Lymphknoten gebildet. Die Lymphe enthält auch einen hohen Anteil der Aminosäure Tryptophan, die zur Bildung von Serotonin und Melatonin benötigt wird, um wichtige Substanzen im Körper zur Erzeugung von Energie herzustellen und das Gleichgewicht im nervlichen und hormonellen Bereich zu erhalten. An Enzymen weist die Lymphe unter anderem viel Histaminase auf, ca. 30 Mal so viel wie das Blut. Das Enzym Histaminase löst die Histamine auf, die im Körper bei allen allergischen Reaktionen am stärksten beteiligt sind. Man kann daher sagen, dass die Lymphe das natürliche Antihistamin des Körpers ist.

Je nach körperlicher Betätigung fließen täglich ungefähr ein bis sechs Liter Lymphe in den Blutstrom zurück. Der Körper ernährt sich somit selbst. Durch muskuläre Betätigung werden dem Blut durch die Lymphe viele Proteine zugeführt, die bei Ruhen der Muskeltätigkeit in den Lymphraum entweichen. Ein großer Verlust dieser proteinreichen Flüssigkeit würde den Stoffwechsel des Körpers verändern. Interessant dabei ist, dass sich Lymphe aus Armen und Beinen und dem Kopf bei Ruhe kaum messbar bewegt. Ein körperlich aktiver Mensch kann seinem Blutkreislauf wertvolle Lymphe zuführen. Dies kann man durch Sport, Wanderungen oder auch durch Yogaübungen erreichen. Aber auch Ölmassagen steigern den Lymphrückfluss zum Herzen hin und den Lymphfluss in der Haut deutlich.

Eine weitere wichtige Rolle bei der Massage spielt natürlich die *Wirbelsäule* in Bezug auf das *Nervensystem*. Die Nerven bilden in unserem Organismus das innere Nachrichtensystem und haben somit viel mit dem menschlichen Bewusstsein zu tun. Eine kräftige und richtig ausgerichtete Wirbelsäule lässt die Lebensenergie besser durch den Körper und seine Organe fließen. Geistige, emotionale oder körperliche Erkrankungen haben eine Deformierung oder Schädigung der

Wirbelsäule zur Folge. Im Ayurveda sagt man, dass eine gesunde Wirbelsäule der Quell anhaltender Jugend sei – ein individuell gesundes Denken, Fühlen und Handeln ist dann möglich. Geschwächte Nerven und eine angeschlagene Psyche können durch eine Rückenmassage stabilisiert werden.

Grundsätzlich kann man sagen, dass auch sanfte, präzise Ölmassagen wirkungsvoll sind, egal ob man sie in einer Massagepraxis durchführt oder zu Hause in einem vertrauten, privaten Bereich. Sie verbessern die Durchblutung des Körpers, so dass mehr Sauerstoff im Blut zirkulieren kann und damit mehr Lebensenergie (prana). Der Rückfluss des venösen Blutes kann angeregt werden und dadurch Kreislauf und Herztätigkeit entlasten. Verspannungen in Muskeln, Sehnen und Blutgefäßen können gelöst werden, womit oft eine Schmerzlinderung einhergeht. Massage ist darüber hinaus eine fühlbare Methode des Energieausgleichs, der oft so empfunden wird, dass Energieströme den Körper durchfließen. Gut ausgeführte Massage ermöglicht es, dass die massierte Person sich leicht, aktiv und voller Energie fühlt. Regelmäßige Massagen stärken die Bewusstheit für Körpersprache und Empfindungen, da die Aufmerksamkeit dabei nach innen gerichtet wird; sie können somit auch das Selbstbewusstsein stärken, die Widerstandskraft, die sexuelle Vitalität und eine Schönheit fördern, die von innen kommt.

In vielen indischen Familien ist es Tradition, sich gegenseitig zu massieren. Die Babys werden meist vom ersten Tag an, täglich bis zu ihrem dritten Lebensjahr, von ihrer Mutter massiert. Danach wird die Massage ein bis zwei Mal pro Woche bis zum sechsten Lebensjahr des Kindes durchgeführt. Auch anschließend werden Kinder weiter massiert, bis sie groß sind – dann massieren sie selbst die Eltern und Großeltern. Die wöchentliche Massage ist eine Familienangelegenheit, die jeder anwendet. Vor allem die Ehefrau massiert in Indien ihren Mann täglich. Vor Hochzeiten ist es üblich, dass die Brautleute Ölmassagen erhalten. Dadurch werden beide entspannt, bekommen das typisch strahlende Aussehen und eine glänzende Haut, und ihr Durchhaltevermögen für die tagelangen Feierlichkeiten wird gesteigert. Auch nach einer Entbindung erhält die Frau traditionellerweise mindestens 40 Tage lang Massagen.

Die meisten Menschen lassen sich sehr gerne massieren, weil diese Art der Berührung angenehm ist. Und dies soll in vorliegendem Buch im Vordergrund stehen und neben all dem Wissenswerten nicht vergessen werden. Die Fähigkeit, sich »fallen zu lassen« und »mit sich geschehen zu lassen«, vertrauensvoll, hingebungsvoll, ist eine wichtige Komponente ganzheitlicher Gesundheit. Die Fähigkeit »zu genießen« und »Freude und Wohlgefühl« regelmäßig zu kultivieren ist eine Lebensphilosophie, für die man im eigenen Leben bewusst einen Platz einräumen sollte.

2.1 Wann sollte nicht massiert werden?

Ganzkörpermassagen sollten nicht angewendet werden bei:

- akuten Erkrankungen
- fieberhaften Erkrankungen
- Entzündung der tief liegenden Venen
- Blutungsneigung
- schwerer Arteriosklerose
- starker Menstruation
- in den letzten drei Monaten der Schwangerschaft

Teilmassagen sind auch dann nach persönlicher Befindlichkeit und fachlicher Abklärung möglich – zum Beispiel eine Hand-, Fuß- oder Kopfmassage ...

3. Ayurvedische Grundprinzipien in der Massage

Die allgemeine Wirkung der Ölmassagen trifft auch auf die Ayurvedische Massage zu. Doch wenn eine Massage als Ayurvedische Massage bezeichnet werden kann, sind noch andere Beobachtungen, andere Empfindungskategorien und andere Wirkungsweisen im Spiel. Ayurveda ist, wie bereits erwähnt, auch das Wissen um das innere Gleichgewicht. Doch um dieses durch Ayurvedische Massage zu ermöglichen, benötigt der Einzelne nicht das Gleiche. Der eine braucht zum Beispiel Ruhe, Stille und eine Zentrierung auf seine innere Mitte, um ein Gegengewicht zu seinem hektischen Alltag herzustellen. Eine andere Person sucht vielleicht eher das Anregende, das Belebende einer Massage, weil sie sich zu viel zurückgezogen hat oder durch Introvertiertheit den »Lebensfluss« nicht mehr spürt.

Ayurveda beinhaltet das komplexe Gebiet der Naturheilkunde. In der Therapie werden Sonnenwärme, Licht, Luft und Wasser genauso angewendet wie pflanzliche, tierische und mineralische Substanzen. Ayurveda ist eine Erfahrungswissenschaft darüber, wie der individuelle Körper darauf reagiert. Die Massagelehre, *Abhyanga* genannt, ist somit nur ein Teilbereich des Ayurveda. *Snehana* (»Sneha«

bedeutet »ölige Substanz«) wird als Oberbegriff für alle Ölanwendungen im Ayurveda verwendet; Abhyanga bezeichnet die Massagelehre der äußeren Öl-anwendungen.

Durch Abhyanga soll etwas zusammengebracht werden, was vom Auseinander-fallen bedroht ist – eine Möglichkeit, das menschliche Leben wieder zu synchro-nisieren. Auch die drei Bioenergien Kapha, Pitta und Vata (s.S. 33 f.) sollen in ihren verschiedenen und gegensätzlich wirkenden Lebensprinzipien ausbalan-ciert werden. Da es in der Ayurvedischen Massage zu einer wirklichen Begeg-nung zwischen der zu massierenden Person und demjenigen, der die Massage gibt, kommen soll, wird bei beiden etwas zum Fließen gebracht. Somit ist Abhyanga einerseits ein unterstützendes Mittel, andererseits aber auch geeignet, die Sinne zu befriedigen. Das Zustandekommen einer Beziehung und die Befrie-digung der Sinne sind wesentliche Bestandteile der Ayurvedischen Massage.

Bei der Massage sind die Haut desjenigen, der sich massieren lässt, und die Hand des Massierenden in Kontakt. Im Ayurveda wird die Haut als die Grenze der individuellen Innenwelt eines Menschen gesehen. An der Haut trifft die indivi-duelle Energie mit der sozialen Energie, der Umwelt, der äußeren Natur, zusammen. Existieren Spannungen zwischen dem Innenmilieu und dem Außen-milieu, wird es sich an der Haut zeigen. Durch eine richtige Massage kann diese energetisch unterstützt und können Störfelder darin behoben werden. Die Haut ist der Bereich der Berührung und gehört zu den Wahrnehmungsorganen. Die Hand ist der Bereich von »Geben und Nehmen« und gehört zu den Handlungs-organen. In der Ayurvedischen Massage gilt es, nicht zu viel und nicht zu wenig zu berühren; ebenso sollten Geben und Nehmen ausgeglichen sein und den Erfordernissen entsprechen. Abhyanga, die Massagekunst, ist somit die Lehre vom Energieaustausch zwischen »Haut, Hand und Öl«.

Ayurvedische Massage anzuwenden bedeutet somit auch:

○ Der Masseur muss wissen, was die zu massierende Person braucht.
○ Die zu massierende Person muss wissen, was der Masseur machen möchte.
○ Beide sollten spüren, was jeder bereit ist zu geben und zu nehmen.
○ Was muss getan werden, damit die Sinne »satt« werden können?

Folgende Punkte sind bei der Ayurvedischen Massage abzustimmen:

○ Welches Öl soll genommen werden und in welcher Menge?
○ Welche Eigenschaften (s.S. 28 ff.) braucht der Mensch in der Massage?
○ Welchen Druck braucht die zu massierende Person?

- Welche Geschwindigkeit der Massagebewegungen ist wohltuend?
- Wann soll in der Massage angeregt und wann soll beruhigt werden?
- Was soll angeregt und was soll beruhigt werden?

Grundsätzlich lässt sich sagen, dass Ayurvedische Massage wenig Sinn macht, wenn man sehr unter Zeitdruck steht und innerlich keine Zeit dafür hat (Stress). Sie macht ebenso wenig Sinn, wenn man ärgerlich ist und keine Berührung möchte (nach dem Motto: »Lass mir meine Ruhe«). Dies gilt natürlich für beide an der Massage Beteiligten. Auch sollte Sympathie füreinander vorhanden sein, damit die Massage dem Wohlbefinden förderlich sein kann.

Diejenigen, die Ayurvedische Massage praktizieren, sollten also energetische Zustände spüren können und ein Wissen darüber haben, wie Energie fließen muss, um Harmonie herzustellen. Und sie sollten auch wissen, was getan werden kann und auf welche Art und Weise, damit ein bestimmter Zustand entsteht. Um ein solches Wahrnehmen und Handeln in der Ayurvedischen Massage zu erlernen, wollen wir vor der Massagepraxis zuerst das Basiswissen des Ayurveda vorstellen.

3.1 Die fünf Elemente

Im Ayurveda geht man davon aus, dass sich alles auf der Erde aus fünf Grundelementen zusammensetzt. Die fünf Elemente sind immer in allem vertreten, nur in jeweils unterschiedlicher Relation zueinander. Diese Elemente sind fein- bis grobstofflich ausgeprägt:

- Raum oder Äther
- Luft oder Wind
- Feuer
- Wasser
- Erde

Um aber Substanzen, Empfindungen usw. beschreiben und benennen zu können, muss man ihre Eigenschaften kennen.

3.2 Eigenschaften und die Schulung der Empfindung

In der traditionellen ayurvedischen Zu- und Einordnung kennt man 20 Eigenschaften (Gunas), die auch als elementare Empfindungen bezeichnet werden können.

Die Gunas – zehn Eigenschaftspaare Klassifizierungsmerkmale nach ihrer Wirkung	
Wirkung auf den Schlaf- und Nachtzustand, Erholung Mond-Eigenschaften (Soma) ☽	Wirkung auf den Wach- und Tagzustand, Aktivität Sonnen-Eigenschaften (Agni) ☀
1. schwer, erschwerend *guru*	1. leicht, erleichternd laghu
2. kalt, kühlend *sita*	2. heiß, erhitzend, erwärmend usna
3. ölig, viskos, klebrig *snigdha*	3. trocken, rau, Reibung ermöglichend ruksa
4. langsam, träge *manda*	4. scharf, schnell, stechend, ätzend *tiksna*
5. fest, stabil, standortgebend *sthira*	5. fließend, flüssig, wandernd *sara*
6. hart, unbeweglich *kathina*	6. weich, macht Bewegung angenehm *mrdu*
7. schleimig, trüb, assoziativ *pichchila*	7. klar, konkret *visada*
8. weich, macht Reibung angenehm *slaksna*	8. rau, macht Reibung unangenehm *khara*
9. grob *sthula*	9. subtil, fein *suksma*
10. halbfest *sandra*	10. flüssig, wässrig *drava*

Die 20 Eigenschaften stehen sich traditionsgemäß als zehn Eigenschaftspaare gegenüber, die in ihrer Wirkung gegensätzlich sind. Auf diese paarweisen Klassifizierungsmerkmale stützt man sich in der ayurvedischen Diagnostik und in der spezifischen Handlung. In der linken Spalte stehen zehn Eigenschaften, die den »Mond-Charakter« verstärken, also mehr auf den Schlaf- und Nachtzustand im Menschen einwirken, so dass mit ihnen mehr Ruhe und Verlangsamung erreicht werden kann. (*Mond-Eigenschaften* sind in ihrem Grundwesen substanzgebend, stabilisierend, kühlend und beruhigend.) In der rechten Spalte stehen zehn Eigenschaften, die den »Sonnen-Charakter« verstärken, also mehr auf den Wach- und Tagzustand im Menschen einwirken, so dass mit ihnen mehr Aktivität, Beschleunigung und Anregung erreicht werden kann. (*Sonnen-Eigenschaften* haben einen wärmenden und energieanregenden Charakter und symbolisieren das Ankurbelnde, In-Fluss-Bringende, Aktivierende.) Diese Eigenschaften, die sich als Paare ergänzen, können sich gegenseitig ins Gleichgewicht bringen. Zwei Beispiele:

Fühlt sich jemand innerlich zu *schwer*, wenn er zur Massage kommt, so liegt das ayurvedische Ziel darin, in ihm die Leichtigkeit hervorzurufen. Dies kann athmosphärisch mit »leichten Düften« und »leichter, beschwingter Musik« unterstützt werden. Die Massageabläufe dürfen nicht zu langsam, sondern sollen eher schneller und anregend sein. Das Öl darf nicht zu schwer sein, sondern sollte eher leicht und erwärmend wirken. Durch solche »anregenden Handlungen« kann ein *leichtes* körperliches und seelisches Empfinden entstehen.

Eine andere Person hat vielleicht sehr mit *trockenen* Zuständen zu kämpfen: in der Haut, in den Schleimhäuten ... Dann kann durch das *ölige, klebrige* Prinzip Abhilfe geschaffen werden. Man kann hier mehr Öl für die Massage verwenden und wird sehen, dass die Haut das Öl auch schnell aufnimmt. Durch diese Aufnahme der von außen aufgetragenen Ölnahrung bekommt der ganze Organismus der massierten Person mehr Schmierstoffe und harmonisiert damit auch das Innere.

Auf diese Weise kann man versuchen, mit diesen zehn Eigenschaftspaaren spielerisch umzugehen. Es wird manchmal etwas dauern, bis man Zustände in diesen Empfindungskategorien spürt und zuordnen kann. Da es sich um individuelle Wahrnehmung handelt, ist es wichtig, dabei immer wieder im Dialog mit dem Gegenüber zu bleiben, sich erzählen zu lassen oder auch einfach nachzufragen.

Diese 20 Eigenschaften können bestimmten Elementen zugeordnet werden. Das jeweilige Element hat sozusagen einen »elementaren Horizont« mit bestimmten Eigenschaften und Merkmalen. Ihre Beschreibung trifft auf materieller Ebene genauso zu wie zum Beispiel auf körperlicher, geistiger oder emotionaler Ebene. Die nachfolgende Tabelle zeigt zu jedem Element die Dominanz von Mond- oder Sonnen-Eigenschaften.

Jedes Element kann zu stark oder zu schwach sein; beides wäre im Sinne von Ayurveda eine Störung. Denn man geht man davon aus, dass Gesundheit entsteht, wenn die Elemente untereinander im Gleichgewicht sind. Jeder Mensch hat von Geburt an eine »Grundnatur«, die meist ein, zwei oder drei Elemente stärker ausgeprägt hat als die anderen beteiligten Elemente. Dieses individuelle Ungleichgewicht kann »gesund« sein, wenn die Harmonie darin gegeben ist. Wird ein Element zu stark oder zu schwach, so entsteht Unwohlsein oder Krankheit. Die Kunst im Ayurveda ist es nun, die Elemente in der Balance zu halten. Dies kann man durch richtige Lebensgewohnheiten, Ernährung, Arbeit, Erholung etc. erreichen.

Die Elemente und die Zuordnung von 20 Klassifikationseigenschaften (mit Sonne/Mond-Wirkung)

Erde	Wasser	Feuer	Luft	Raum
schwer *guru* ☽	flüssig *drava* ☀	leicht *laghu* ☀	leicht *laghu* ☀	leicht *laghu* ☀
rau *khara* ☀	viskös *snigdha* ☽	scharf *tiksna* ☀	rau *ruksa/khara* ☀	weich *mrdu* ☀
kühl *sita* ☽	kühl *sita* ☽	heiß *usna* ☀	kühl *sita* ☽	zusammenziehend *slaksna* ☽
träge *manda* ☽	träge *manda* ☽	subtil *suksma* ☀	subtil *suksma* ☀	subtil *suksma* ☀
fest/stabil *sthira* ☽	weich *mrdu* ☀	rau *ruksa* ☀		
klar *visada* ☀	schleimig *pichchila* ☽	klar *visada* ☀		
dicht/kompakt *sandra* ☽	fließend *sara* ☀			
hart *kathina* ☽				
grob *sthula* ☽				

Die *Erde* ist ein Symbol für das stabile, konkrete, feste Prinzip. Das *Wasser* ist ein Symbol für das Fließende. Das *Feuer* wird mit Wärme oder Hitze assoziiert. Es ist das einzige Element, das mit Wärme zu tun hat; alle anderen Elemente sind kühl. Die *Luft* ist das Bewegungsprinzip, es ist leicht und subtil. Der *Raum* ist ein Symbol für die Weite, er lässt uns Platz für die Entfaltung. Er ist leicht, subtil und für die Sinne nicht mehr fassbar.

Nachdem die Elementhorizonte sowohl für die körperliche als auch für die psychische Ebene angewendet werden, kann man in der Ayurvedischen Massage ganz praktische Erfahrungen damit machen.

Die äußere, körperliche Seite: Welchen Körperbau hat die zu massierende Person? Erscheint sie Ihnen kompakt oder eher feingliedrig? Ist sie schwer oder leicht? Ist ihre Haut heiß oder kühl, rau/trocken oder weich, glänzend/fett?

Die innere, emotionale und geistige Seite: Wie fühlt sich diese Person? Ist sie aufgewühlt, heiter, angeregt, aufgeregt, braucht sie Ruhe? Oder ist sie träge, traurig, schwerfällig und sucht Anregung?

Solche Aussagen, die sich in der Begegnung ergeben, sind wichtig für das, was in der Ayurvedischen Massage passieren soll. Zum Beispiel:

1. Welche Atmosphäre schaffe ich im Massageraum?
2. Verwende ich ein anregendes oder ein beruhigendes Öl?
3. Braucht die zu massierende Person Wärme oder Kühle?
4. Benötigt sie Anregendes oder Beruhigendes? Und damit auch: Braucht sie bei der Massage viel Druck oder wenig Druck. Soll in der Massage gesprochen werden, oder soll es besser still sein?

Ausgleich für zu viel Erd- und Wasser-Eigenschaften:

Erde: zu schwer, zu träge, zu fest, zu starr und zu unbeweglich, manchmal kurzatmig und wortkarg

Wasser: zu viel Schwere, zu kühl, eventuell verschleimt

Die zu massierende Person braucht das Anregende, die Sonnen-Eigenschaften: das Erwärmende, das Leichte, das Bewegliche, das Weite und Zarte.

Zu 1: Helles Licht, helle Farben, auf Wunsch leicht anregende Musik und Duftlampe mit anregender, herzöffnender Note.

Zu 2: Ein anregendes und wärmendes Massageöl nehmen.

Zu 3: Den Massageraum gut erwärmen und die Körperstellen, die gerade nicht massiert werden, gut zudecken.

Zu 4: Die Person braucht bei der Massage einen kräftigen Druck, damit ihr Stoffwechsel angeregt wird. Anfangs kann ein wenig gesprochen werden. Achten Sie darauf, dass der Massierte wach und bewusst bleibt und nicht einschläft.

Ausgleich für zu viel Feuer-Eigenschaften:

Feuer: zu viel Hitze und Wärme

Die zu massierende Person braucht das Kühlende, die Mond-Eigenschaften: das Beruhigende, das Schwere, das Feste, das Kompakte und Zentrierende.

Zu 1: Abgedunkeltes Licht, warme, dunklere, ruhige Farben, auf Wunsch langsame, ruhige Musik und Duftlampe mit beruhigender Note, die innere Sammlung ermöglicht.

Zu 2: Ein beruhigendes und kühlendes Massageöl nehmen.

Zu 3: Den Massageraum nicht zu stark erwärmen und die Körperstellen, die gerade nicht massiert werden, auf Wunsch zudecken.

Zu 4: Die Person braucht bei der Massage einen weniger kräftigen Druck und langsamere Massagestriche, damit der Stoffwechsel beruhigt wird. Anfangs kann ein wenig gesprochen werden, aber ruhig, beruhigend; lassen Sie sich nicht in ein intensives Gespräch verwickeln. Achten Sie darauf, dass der Massierte sich langsam entspannen kann, ohne einzuschlafen, und die Aktivität in Kopf, Händen und Füßen nachlässt.

Ausgleich für zu viel Luft- und Raum-Eigenschaften:

Luft: zu leicht, zu angeregt, zu unruhig, zu beweglich und zu fein, zu viel Kühle, manchmal geht die Atmung zu schnell, redet oft zu viel

Raum/Äther: zu leicht, zu kühl, zu subtil, manchmal verwirrt und orientierungslos

Die zu massierende Person braucht das Stabilisierende, die Mond-Eigenschaften: das Erwärmende, das Schwere, das Feste und Erdende, das Kompakte und Begrenzte, das Ruhige und Langsame.

Zu 1: Abgedunkeltes, warmes Licht, dunklere und freundliche Farben, auf Wunsch langsame und beruhigende Musik und Duftlampe mit beruhigender Note, die Zentrierung zulässt.

Zu 2: Ein beruhigendes und wärmendes Massageöl nehmen.

Zu 3: Den Massageraum gut erwärmen und die Körperstellen, die gerade nicht massiert werden, gut zudecken.

Zu 4: Die Person braucht bei der Massage einen festen, klaren und zugleich leichten Druck (nicht zu viel Druck anwenden, da solche Menschen meist druckempfindlich sind). Der Stoffwechsel soll verlangsamt und beruhigt werden. Anfangs kann ein wenig gesprochen werden, aber langsam und ruhig. Lassen Sie sich nicht zu permanentem Reden verführen. Achten Sie darauf, dass der Massierte bewusst bleibt und nicht einschläft, trotzdem ruhiger wird, aufatmet und die vielen Bewegungen von innen her zur Ruhe kommen.

3.3 Das Energiemodell von Kapha, Pitta und Vata

Ayurveda kennt drei Bioenergien, die die körperlich-geistigen Vorgänge im Organismus aufrechterhalten: Kapha, Pitta und Vata. Sie gilt es ins Gleichgewicht zu bringen, auszubalancieren. Die drei großen Bioenergien sind Oberbegriffe für Prinzipien, die vielfältigste Funktionen haben und regeln.

Kapha ist das Prinzip der Ruhe und Stabilität und entsteht aus den Elementen »Erde« und »Wasser«. Kapha ist kalt, schwer, ölig, schleimig, weich, stabil und süß. Es kontrolliert und steuert den gesamten zellulären Bereich, den Gewebeaufbau, den Zusammenhalt im Gewebe, das Körpergewicht, die Schmierung im Körper und die Fetteinlagerung. Die Flüssigkeiten im Körper werden durch Kapha genährt, so zum Beispiel die Lymphe. Kapha fördert die Fruchtbarkeit, die sexuelle Potenz und die Widerstandskraft gegenüber Krankheiten und Zerfall. Somit ist Kapha auch notwendig, wenn sich jemand regenerieren möchte. Hat ein Mensch genügend Kapha, so glänzt seine leicht fette Haut, seine Gelenke knacken nicht, er hat wenig Durst, einen gesunden Schlaf und hat viele angenehme Empfindungen. Er hat Kraft, Stabilität, ein belastbares Herz sowie innere Zufriedenheit, Seelenstärke und Genügsamkeit. Hat ein Mensch zu viel Kapha, so ist er nicht genügend durchblutet, fühlt sich kühl an, ist oft müde, schläfrig und sehr langsam. Seine Gelenke sind kraftlos und seine Gliedmaßen schwer.

Pitta ist das Prinzip der Aktivität und Begeisterung und entsteht aus dem Element »Feuer«. Pitta ist heiß, leicht, ölig-flüssig, mobil, durchdringend, scharf und sauer. Es kontrolliert und steuert alle hormonellen, enzymatischen Prozesse und somit das komplexe Gebiet des gesamten Stoffwechsels mit seinen Sekretionen. Jede Körperzelle hat einen Stoffwechsel. Der Hauptstoffwechsel aber hat mit den Verdauungsvorgängen zu tun. Die Körperfeuer (Agnis) haben die Kraft der Stoffumwandlung, so dass aus der gegessenen Nahrung Körperzellen entstehen können. Das Pitta-Prinzip steuert auch die Körpertemperatur eines Menschen, seine Pigmentierung, seine Vitalität und Intelligenz. Auch die Sehkraft der Augen ist von einem guten Funktionieren dieses Prinzips abhängig. Hat ein Mensch ein gesundes Pitta, so ist er mutig, tapfer, klar, zielstrebig, intelligent und sonnig-heiter. Bei zu viel Pitta fühlt man oft ein Brennen im Körper, die Haut färbt sich gelblich oder rötlich, und die Erlebnisfähigkeit der Sinnesorgane ist geschwächt. Diese Person schwitzt dann viel, hat mehr Durst und Hunger, fühlt sich kraftlos und innerlich ausgezehrt.

Vata ist das Prinzip der Bewegung, das alles in Fluss bringt und miteinander in Verbindung hält, und entsteht aus den Elementen »Luft« und »Raum«. Vata ist kalt, leicht, trocken, rau, beweglich und subtil. Da die bewegende Wirkkraft von Vata bei allen Körperfunktionen eine Rolle spielt, nimmt es eine Sonderstellung unter den drei Bioenergien ein. Bei entgiftenden Maßnahmen ist zum Beispiel das Prinzip Vata in der Lage, toxische Substanzen aus dem Körper auszuscheiden. Es steuert alle nervlichen Prozesse, alle Bewegungsabläufe im Körper, die Atmung und alle Emotionen. Die Herstellung, der Abbau sowie die Aufrecht-erhaltung von Körpergewebe werden von Vata kontrolliert, ebenso die Zelltei-lung. Es beeinflusst auch die Aktivität der fünf Sinne und die mentalen Funktionen. Darüber hinaus steuert Vata alle Bewegungen des Herzens, des Kreislaufs, der Verdauungs- und Ausscheidungsvorgänge. Vata ist die treibende Kraft hinter allen körperlichen und geistigen Aktivitäten. Hat ein Mensch ein gesundes Vata, so besitzt er Frische, Begeisterungs- und Kommunikationsfähig-keit, Sensibilität, Einfühlungsvermögen und viele Ideen. Wenn zu viel Vata vorhanden ist, wird die Haut oft rau, trocken und dunkel, der Körper magert ab und zittert leicht. Schlaflosigkeit und innere Unruhe ist dann ein häufiges Thema und es stellt sich ein Bedürfnis nach Wärme und Ruhe ein.

Der Hauptsitz von *Kapha* befindet sich im oberen Körperbereich: im *Magen* und *Brustkorb*.
Der Hauptsitz von *Pitta* befindet sich im mittleren Körperbereich: im *Dünndarm* und *Leberbereich*.
Der Hauptsitz von *Vata* befindet sich im unteren Körperbereich: im *Dickdarm*, im *Blasen-, Becken-,* und *Oberschenkelbereich*.

3.4 Wie viele Sinne hat die Sinnlichkeit?

Wahrnehmung hängt immer mit einer bewussten Sensibilität der eigenen Sinne zusammen. Über die fünf Sinne erfährt ein Mensch sich selbst und seine Umwelt. Im Ayurveda geht man davon aus, dass jeweils ein Element mit den dazugehö-rigen Eigenschaften für das volle Funktionieren von einem Sinn zuständig ist. So gehört der *Geruchssinn* zur *Erde*, der *Geschmackssinn* zum *Wasser*, der *Gesichts-sinn* zum *Feuer*, der *Tastsinn* zur *Luft* und der *Gehörsinn* zum *Raum*. Die entwicklungsgeschichtlich ältesten Sinne sind der Geruchs- und der Ge-schmackssinn, die jüngeren der Gesichts-, der Tast- und der Gehörsinn.
Unter ayurvedischer Betrachtung kann man, wenn ein bestimmter Sinn gestört oder nicht so gut entwickelt ist, sagen, dass bestimmte psycho-physische Eigen-schaften im Körper weniger gut ausgeprägt oder aus der Balance geraten sind.

Wenn der Geruchssinn und/oder der Geschmackssinn nicht ausreichend ausgeprägt sind, kann man davon ausgehen, dass das Kapha-Prinzip mit seinen Erd/Wasser-Eigenschaften nicht richtig funktioniert. Wahrscheinlich benötigt dieser Mensch mehr »Erdung«, mehr innere Ruhe und Stabilität. Ist der Gesichtssinn gestört, kann man davon ausgehen, dass das Pitta-Prinzip mit seinen Feuer-Eigenschaften nicht richtig funktioniert und somit der Stoffwechsel. Sind der Tastsinn und/oder der Gehörsinn nicht gut ausgeprägt, ist das Vata-Prinzip mit seinen Luft/Raum-Eigenschaften gestört, wozu alle nervlichen Steuerungen und Bewegungsabläufe im Körper gehören.

Der Tastsinn wird in der Massage am deutlichsten angesprochen. Das heißt, dass man durch die Art und Weise, wie man berührt oder berührt wird, das Vata-Prinzip beeinflussen kann. Viele Menschen in der heutigen Zeit sind großem Stress und einem Bombardement ihrer Nerven ausgesetzt und suchen daher oft Massage zum Ausgleich. Wichtig ist in diesem Fall, dass weder Öle noch sonstige Außenreize (Druck, Gespräche ...) Vata-Eigenschaften haben dürfen: Sie sollten nicht anregend sein und zu viel Reibung, zu viel Reizung, Kühle und Trockenheit hervorrufen. Gerade bei Vata-Zuständen kann man mit Ölmassagen ausgezeichnet gegensteuern, wenn man die richtigen Eigenschaften mit in die Massage einbringt.

Ayurveda will erreichen, dass die Sinne individuell »satt« werden. Für die Massage bedeutet dies, dass anschließend ein Wohlgefühl in den Sinnen erlebt werden sollte. Indem man beim Einzelnen nach Bedarf entweder ein Zuviel oder ein Zuwenig an Aktivität im Körper ausgleicht, stärkt man die Aufnahmefähigkeit der Sinne. Ist der Körper entspannt, und kann er sich dabei wach und lebendig fühlen, dann ist dies die Voraussetzung dafür, dass die Sinne wieder sensibler werden und bewussteres Leben möglich ist.

Wenn beim Massieren eine wirkliche Begegnung, eine Beziehung zustande kommt, wird etwas zum Fließen gebracht. Diese Art der Massage beinhaltet einen Energieaustausch, der die Sinne von beiden Beteiligten befriedigen wird. Auch die Person, die massiert, sollte sich anschließend nicht müde und ausgelaugt fühlen. Wichtig für sie bei dieser energetischen Nähe ist, dass sie ihre Gefühle und Phantasien »im Griff« haben muss, damit diese nicht auf die massierte Person übertragen werden. Daher sollte die Massage eine klare Botschaft für den Körper enthalten, worauf wir in Kapitel 5, *Die vitalen Stellen im Ayurveda (Marmas)*, genauer eingehen werden.

Die Elemente und ihre Zuordnung zu den fünf Sinnen				
Geruchssinn	Geschmackssinn	Gesichtssinn	Tastsinn	Gehörsinn
Erde	**Wasser**	**Feuer**	**Luft**	**Raum**
schwer *guru* ▶	flüssig *drava* ✳	leicht *laghu* ✳	leicht *laghu* ✳	leicht *laghu* ✳
rau *khara* ✳	viskös *snigdha* ▶	scharf *tiksna* ✳	rau *ruksa/khara* ✳	weich *mrdu* ✳
kühl *sita* ▶	kühl *sita* ▶	heiß *usna* ✳	kühl *sita* ▶	zusammenziehend *slaksna* ▶
träge *manda* ▶	träge *manda* ▶	subtil *suksma* ✳	subtil *suksma* ✳	subtil *suksma* ✳
fest/stabil *sthira* ▶	weich *mrdu* ✳	rau *ruksa* ✳		
klar *visada* ✳	schleimig *pichchila* ▶	klar *visada* ✳		
dicht/kompakt *sandra* ▶	fließend *sara* ✳			
hart *kathina* ▶				
grob *sthula* ▶				

3.5 Die Rolle des Verdauungsfeuers im Stoffwechselprozess

Ein zentrales Prinzip ist die Energie, die der Körper erzeugt, um Wahrnehmung, Handlung und Ausdruck zu ermöglichen. Diese Energie wird durch das Element des Feuers verkörpert, Agni genannt. Seine wichtigste Ausprägung im Körper ist das Verdauungsfeuer, aber auch alle Stoffwechsel- und Gewebefeuer gehören dazu. Agni ist ein vedischer Ausdruck, der brennen, umwandeln oder wahrnehmen bedeutet. Die Wirkung von Agni gehört zum Pitta-Prinzip. Agni hat alle Eigenschaften des Feuers: Es ist heiß, trocken, leicht, feinstofflich, beweglich und durchdringt alles. Scharfe, stark riechende Gewürze verstärken diese Eigenschaften.

Die Nahrung wird durch die Agnis richtig verdaut und umgewandelt. Unser Körper kann die Nahrung nur durch das Verdauungsfeuer umwandeln und damit die Gewebe des Körpers ernähren. Tod und Leben hängen somit vom Funktionieren der Agnis ab. Fast alle Krankheiten werden von Störungen der Verdauungsfeuer verursacht. Kein Wunder also, dass es eines der Hauptanliegen ayurvedischen Handelns ist, die Körperfeuer eines Menschen stabil und im Gleichgewicht zu halten. Man kann die Agnis durch passende Ernährung, richtige Bewegung oder durch mentale Kontrolle stärken, aber auch stabilisierende Ayurvedische Massagen können sie anregen oder beruhigen und harmonisieren.

Insgesamt werden 13 Typen von Agni beschrieben:
○ Das *Jatharagni* oder das *Hauptverdauungsfeuer* ist die wichtigste Form des Feuers und der Verdauungskraft im Körper. Es verleiht seine Energie allen Sekreten und Enzymen, die am Verdauungsvorgang im Magen und Darm beteiligt sind.
○ Die *fünf Bhutagnis* oder *Elementfeuer* sitzen in der Leber und wandeln die verdaute Nahrung in die fünf Elemente um, die zum Aufbau der Körpergewebe benötigt werden. Wenn ihre Funktion gestört ist, wird das betreffende Element im Körper nicht gebildet.
○ Die *sieben Dhatu-Agnis* oder *Gewebefeuer* sind jeweils zur Bildung eines Gewebes nötig. Sie sind für den Gewebestoffwechsel verantwortlich. Wenn sie zu schwach sind, wird zu viel Gewebe von minderer Qualität gebildet; wenn sie zu stark sind, entsteht nicht genug Gewebe.

Das Verdauungsfeuer eines Menschen kann entweder stark, schwach, schwankend oder ausgeglichen sein: Bei Personen mit einem *Pitta*-Naturell ist das Verdauungsfeuer normalerweise stark, so dass sie zum Beispiel eine schwere Mahlzeit in kurzer Zeit gut verdauen können. Bei Personen mit einem *Vata*-Naturell arbeitet das Verdauungsfeuer ungleichmäßig, so dass sie manchmal ein schweres Essen verdauen können, wobei es zu anderen Zeiten schon schwierig sein kann, mit leichter Kost fertig zu werden. Bei Personen mit einem *Kapha*-Naturell ist das Agni schwach, und die Nahrung kann oft nicht richtig verdaut werden, so dass hier zum Beispiel leichte Kost angebracht wäre. Das Agni ist ausgeglichen, wenn Kapha, Pitta und Vata sowie die Gefühle im individuellen Gleichgewicht sind. Ein regelmäßiger und gezügelter Appetit bei gutem Verdauungsvermögen wäre hier ein wichtiges Anzeichen für gute Gesundheit.

Wenn wir etwas gegessen haben, wird die Nahrung zuerst im Mund und im Magen-Darm-Trakt verdaut. Die erste Phase der Verdauung wird von Speichel und alkalischen Magensäften bestimmt (Geschmacksrichtung süß). Dies ist die Vorstufe der Verdauung, die die Nahrung flüssig und homogen und für die Wirkung des Verdauungsfeuers empfänglich macht. Die zweite Phase spielt sich in Magen und Dünndarm ab. Hier dominieren die saueren Sekrete der Leber, der Bauchspeicheldrüse und des Dünndarms (Geschmacksrichtung sauer). Aufgrund der Ansäuerung wird man durstig und schwitzt. Die dritte Phase findet im Dickdarm statt (Geschmacksrichtung scharf). Hier wird Luft freigesetzt, und die unverdaulichen Anteile werden als Stuhl abgegeben.

Die Nahrung wird im Magen-Darm-Trakt vom zentralen Feuer des Jatharagni verdaut. Dann wird sie zur Leber transportiert, wo die Elementfeuer, die Bhutagnis, tätig werden. (Das heißt, dass sich jedes Element – Erde, Wasser, Feuer, Luft, Raum – aus der im Kreislauf zirkulierenden Nahrung [s. S. 39] das entnimmt, was es zur Herstellung der jeweiligen Eigenschaften braucht.) Anschließend wird diese Nahrung in den Kanalsystemen des Körpers (zum Beispiel im Blutkreislauf) von den Gewebefeuern, den Dhatu-Agnis, weiter umgewandelt. Bei diesen Verdauungsvorgängen und Stoffwechselprozessen entstehen einerseits Stoffe von nährender Qualität, andererseits natürlich Abfallprodukte.

Wenn wir eine Ayurvedische Massage ausführen, sollten wir den Verdauungsprozess unterstützen sowie die Agnis stabilisieren. Dies setzt voraus, dass man eine Massage nie direkt nach einer ausgiebigen Mahlzeit ausführen sollte, da sonst der Verdauungsvorgang gestört würde. Andererseits sollte man auch nicht hungrig sein, da sonst zu viel Unruhe im Magen und Bauchbereich herrscht. Haben wir die Agnis bei der Massage unterstützt, so ist währenddessen und danach nicht zu viel Hitze entstanden. Die zu massierende Person darf jedoch auch nicht frieren, da dies die Agnis nicht harmonisiert.

3.6 Die sieben Körpergewebe und Ojas, das »Strahlende«

Wenn die drei Bioenergien Kapha, Pitta und Vata als Kontrollinstanzen des Körpers bezeichnet werden können, so sind die Gewebe jene Bestandteile, aus denen sich der Körper zusammensetzt. Diese Gewebe bilden die äußere Erscheinungsform des Körpers und werden als *Dhatus* bezeichnet. In diesen Geweben erfolgt die Umsetzung der Substanzen und die Aufnahme verwertbarer Stoffe sowie die Abfallproduktion des Stoffwechsels. Mit der Zunahme der Körperkräfte entwickeln sich diese Gewebe immer mehr.

Die sieben Gewebe des Körpers entstehen in festgelegter Reihenfolge. Das flüssige *Nährgewebe* oder auch Plasma genannt (Rasa Dhatu) wird am Ende des Verdauungsprozesses durch die Stoffwechselfeuer Jatharagni und Bhutagni gebildet. Aus dem Plasma schöpfen die nachfolgenden Gewebe ihren Nähranteil: Aus dem Plasma entstehen die *roten Blutkörperchen* (Rakta Dhatu), anschließend das *Muskelgewebe* (Mamsa Dhatu). Danach entsteht das *Fettgewebe* (Meda Dhatu), später wird das *Knochengewebe* (Asthi Dhatu) gebildet und dann das *Knochenmark* und *Nervengewebe* (Majja Dhatu). Zuletzt bilden sich die *Fortpflanzungsgewebe* (Sukra Dhatu). Wenn die Dhatus synchron zusammenarbeiten, entsteht *Ojas*, die Ausstrahlung eines Menschen. Hat ein Mensch ein gutes Ojas, so sagt man, hat er die Fähigkeit, das Leben mit all seinen Anforderungen zu meistern.

Dhatus, die sieben Körpergewebe, und Ojas, die energetische Essenz

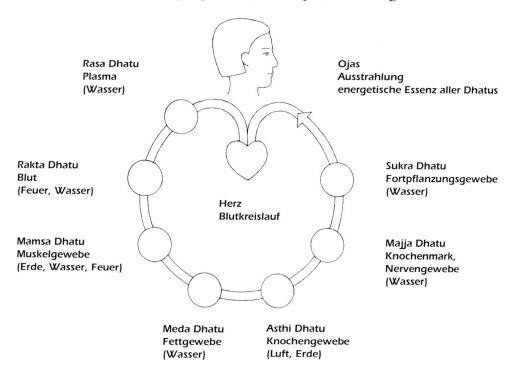

Rasa Dhatu
Plasma
(Wasser)

Ojas
Ausstrahlung
energetische Essenz aller Dhatus

Rakta Dhatu
Blut
(Feuer, Wasser)

Sukra Dhatu
Fortpflanzungsgewebe
(Wasser)

Herz
Blutkreislauf

Mamsa Dhatu
Muskelgewebe
(Erde, Wasser, Feuer)

Majja Dhatu
Knochenmark,
Nervengewebe
(Wasser)

Meda Dhatu
Fettgewebe
(Wasser)

Asthi Dhatu
Knochengewebe
(Luft, Erde)

Die verwertbaren Stoffe aus dem Verdauungsvorgang werden als Nährsaft in den Blutkreislauf aufgenommen, *Ahara Rasa* genannt. Daraus wird dann *Rasa Dhatu* gebildet, ein nährendes Plasma, ein im Blut zirkulierendes Gewebe. Dieses Plasma befindet sich hauptsächlich im Herzen, in den Blutgefäßen, im lymphatischen System, in der Haut und in den Schleimhäuten und besteht aus dem Element »Wasser«. Es ist die wichtigste Lösung, in der alle anderen Gewebe und die Nährstoffe für die fünf Elemente im Körper enthalten sind. Plasma bedeutet »Essenz« oder »Lebenssaft«, aber auch »sich herumdrehen«. Plasma und Kapha hängen eng zusammen: Rasa Dhatu ist der Behälter, Kapha der Inhalt. Rasa Dhatu fließt durch den ganzen Körper, und versorgt alle Gewebe des Körpers mit Nährstoffen. Die Zirkulation wird durch die Herztätigkeit aufrechterhalten. Rasa Dhatu ist für den Wassergehalt der Gewebe und für das Aufrechterhalten des elektrolytischen Gleichgewichts verantwortlich, es verschafft uns aber auch eine Empfindung für die Fülle des Lebens, von Schönheit und Glück. Eine gute Ausprägung von Rasa Dhatu kann uns also Lebensfreude vermitteln.

Die Qualität von Rasa Dhatu wird bei einem Menschen an der Haut festgestellt: Ist die Qualität sehr gut, hat er eine glänzende, glatte Haut, mit wenig Haaren darauf. Die Haare sind sehr fein und hell.

Rakta Dhatu ist das Blut. Es erhält die Lebensfunktionen und sorgt für eine gute Durchblutung des Körpers. Das Blut ist eine Flüssigkeit, die Hitze überträgt; es ist aus den Elementen »Feuer« und »Wasser« zusammengesetzt. Es stellt den Sauerstoff für die Zellatmung zur Verfügung, das heißt, es versorgt alle Körperzellen mit Sauerstoff. Wenn diese Zellen nicht atmen können, sterben sie ab. Wenn nährstoffreiches Blut in ausreichender Menge vorhanden ist, strotzen wir vor Lebensenergie. Dies vermittelt uns dann ein Gefühl von »Vollblütigkeit«. Rakta bedeutet auch »das, was farbig ist, das, was rot ist«. Das Blut ist in seinen Eigenschaften und Funktionen dem des Pitta ähnlich: Das Blut ist der Behälter, Pitta der Inhalt.

Ob die Qualität von Rakta Dhatu sehr gut ist, kann man feststellen, indem man das Blut auf seinen Hämoglobingehalt analysiert, aber auch, indem man die Durchblutung von Gesicht, Händen, Füßen sowie Nägeln prüft.

Mamsa Dhatu, das Muskelgewebe, ist schwer und macht einen großen Teil der Körpermasse aus. Mamsa Dhatu enthält hauptsächlich das Element »Erde«, aber auch »Wasser« und »Feuer«. Es ist die Fleischkomponente des Körpers. Die Funktion des Muskelgewebes ist es, zu verbinden, das Skelett des Körpers zu bedecken und ihm Festigkeit zu geben. Wenn unser Muskelgewebe zu wenig ausgebildet ist, fehlt es uns an innerem Zusammenhalt. »Mamsa« kommt von »mam« und bedeutet »festhalten«. Muskeln sind auch dafür nötig, um Kraft zu entwickeln. Die Ausprägung und Stärke der Muskeln ist individuell unterschiedlich.

Wenn Mamsa Dhatu von sehr guter Qualität ist, sind die Muskeln auch ohne regelmäßiges Training bestens ausgebildet, bei anderen Menschen ist vielleicht sehr viel Training erforderlich, um sie zu entwickeln. Ausschlaggebend aber ist die Zugfestigkeit der Muskeln. Somit kann auch ein schlanker Mensch ein gutes Muskelgewebe haben.

Meda Dhatu, das Fettgewebe des Körpers, ist wichtig für die Schmierung des gesamten Körpers. Es verhindert zu viel Reibung, insbesondere in den Sehnen und Muskeln, es verursacht die Schweißabsonderungen, ermöglicht angenehme Empfindungen und gibt Substanz. Auch das Fettgewebe setzt sich hauptsächlich aus dem Element »Wasser« zusammen. »Meda« bedeutet »das, was ölig ist«. Übermäßige Fetteinlagerungen im Körper gelten auch im Ayurveda als Krankheit. Fetteinlagerung kann auch als Schutzschicht verstanden werden. Fett vermittelt uns auf der körperlichen Ebene eine Empfindung von Weichheit, Leichtigkeit, Verbindungsfähigkeit und Zusammenhalt; auf der psychischen Ebene gibt es uns das Gefühl des Umsorgtseins und Geborgenseins. Menschen, die sich ungeliebt fühlen oder innerlich das Gefühl haben, von äußeren Umständen »zerrissen zu werden«, neigen daher leichter dazu, dick zu werden.

Ist die Qualität von Meda Dhatu sehr gut, sieht die Haut ölig aus und fühlt sich geschmeidig an; die Gelenke sind gut geschmiert und ermöglichen geschmeidige Bewegungen.

Asthi Dhatu ist das Knochengewebe. Das Knochengewebe hat eine poröse Struktur und besteht aus den Elementen »Luft« und »Erde«. Die Knochen dienen dazu, Aufrichtung und Stabilität zu ermöglichen. »Asthi« kommt von »stha« und bedeutet »stehen oder aushalten«. Ausreichend Knochengewebe gibt uns Vertrauen, innere Sicherheit, Stabilität und ein gutes Stehvermögen. Die Knochen enthalten Vata: Sie sind der Behälter, Vata ist der Inhalt.

Zur Beurteilung von Asthi Dhatu werden die Größe, die Regelmäßigkeit und die Stabilität der Knochen und Zähne betrachtet. Ist dieses Gewebe von guter Qualität, so sind Knochen und Zähne groß und regelmäßig; von einer Störung kann ausgegangen werden, wenn sie übermäßig groß bzw. klein oder unregelmäßig sind.

Majja Dhatu ist das Knochenmark und das Nervengewebe. Das Knochenmark besteht aus einer feinstofflicheren Form des »Wassers«, welche Nervenimpulse übertragen kann (diese Fähigkeit haben Plasma und Fett noch nicht). Dieses Körpergewebe füllt die Hohlräume des Körpers aus, zum Beispiel die Nervenkanäle, die Knochen und die Schädelhöhle. Es sorgt für die Sekretion der Gelenkflüssigkeit und hilft bei der Schmierung der Augen, des Stuhls und der Haut. Zwei Arten von Majja Dhatu lassen sich unterscheiden: einerseits die

Nervengewebe im Wirbelsäulen- und Gehirnbereich, andererseits im Knochenmark, das auch die roten Blutkörperchen produziert. Das Knochenmark gibt uns eine Empfindung der Fülle, der Zufriedenheit, der Sättigung und der Genugtuung im Leben. Ist zu wenig Majja Dhatu vorhanden, fühlen wir uns leer und ängstlich. »Majja« kommt von »maj« und bedeutet »sinken« (das Nervengewebe ist tief in den Knochen eingebettet). Es dient uns also auch dazu, um uns zu verankern.

Eine wohlklingende Stimme spricht für ein gutes Majja Dhatu, ebenso, wenn die Augen Anziehungskraft und Ausstrahlung haben. Ist dieses Gewebe gut ausgebildet, wird die betreffende Person aktiv, schnell und klug sein und wahrscheinlich eine starke Wirkung auf die Mitmenschen haben.

Sukra Dhatu ist das Fortpflanzungsgewebe. Diese Reproduktionsflüssigkeit ist die Kernform des »Wassers«. Es ist ein Konzentrat, das aus allen Geweben hervorgeht und die Fähigkeit hat, neues Leben zu erzeugen. Es umfasst die Sexualkraft und steht allgemein für alle Flüssigkeiten und Gewebe, die mit der Fortpflanzung zusammenhängen. Sukra Dhatu ist das einzige der sieben Körpergewebe, das den Körper verlassen kann. Seine Funktion ist es, dem Körper Stabilität zu verleihen; sein Verlust führt also zu einer Schwächung. Das Fortpflanzungsgewebe ist das kompakteste Gewebe und deswegen am schwierigsten zu erneuern.

Wenn Sukra Dhatu nicht ausreichend vorhanden ist, bewirkt es fehlende Kreativität im Leben und speziell Impotenz und Unfruchtbarkeit. Ist dieses Gewebe stark, so zeigt sich dies in erhöhtem sexuellen Verlangen, einer besseren Erlebnisfähigkeit in der Sexualität und eventuell auch daran, dass man mehrere Kinder hat (doch ist Sukra Dhatu qualitativ zu messen, nicht quantitativ). Zu einer guten Sexualität gehört auch ein ausgeglichener seelischer Zustand und ein ruhiger Verstand. Und so wie unerfüllter Geschlechtstrieb zu körperlicher und geistiger Krankheit führen kann, so kann übermäßiges Sexualverhalten auch zu Kräfteverlust und zu einer Schwächung des Immunsystems führen.

Ojas ist die Essenz aus allen sieben Körpergeweben und wird häufig auch als achter Gewebefaktor angesehen. Ojas ist das feinstoffliche Konzentrat des »Wassers«, des gesamten Kapha, der Sekrete lebenswichtiger Organe und der Fortpflanzungsgewebe im Körper. Ojas ist das Endprodukt der Nahrung und seiner Verdauung und die wichtigste Energiereserve für den ganzen Körper. »Ojas« bedeutet »Lebenskraft«. In der Ayurvedischen Medizin stellt man sich Ojas als eine Art Quellflüssigkeit vor, die all unseren körperlichen und seelischen Fähigkeiten zugrunde liegt. Ojas ist keine fassbare Substanz, sondern durchströmt feinstofflich den ganzen Körper als Mark unserer Lebensenergie und vermittelt dem Menschen Stabilität. Nur wenn es ausreichend vorhanden ist, ist man gesund. Ojas wird als die reinste Form aller Gewebe angesehen und ist eine Energie, die dem Immunsystem zugrunde liegt. Es ist für die Körperenergie, das Leuchten, die Stärke und die Abwehrkraft verantwortlich. Wenn es an Ojas mangelt, wird man furchtsam, kraftlos, besorgt und glanzlos; Eigenschaften wie Geduld und Zuversicht verschwinden. Es gilt – neben Rasa Dhatu (Plasma) – als zweite Kontaktstelle zur Außenwelt. Die innere Verfassung eines Menschen kommt in seiner »Ausstrahlung«, seinem Gesichtsausdruck und seiner Körperhaltung zum Ausdruck. Ojas ist eine Essenz, die einen Menschen »zum Strahlen« bringt. Im Idealfall kann man von einem »Glanz der Offenheit« sprechen. Die Befindlichkeit eines Menschen wirkt sich auf seine Umwelt aus, umgekehrt wirken sich auch die Ereignisse in der Umwelt auf den Körper aus.

Die feinstofflicheren Gewebe haben die Aufgabe, die grobstofflicheren zu unterstützen. So ist das Blut konzentriertes Plasma, das Muskelgewebe ist ein Konzentrat des Blutes, das Fettgewebe ein Konzentrat des Muskelgewebes, das Knochengewebe ein Konzentrat des Fettgewebes, das Knochenmark ein Konzentrat des Knochengewebes, das Fortpflanzungsgewebe ist ein Konzentrat des Knochenmarks und Ojas ein Konzentrat des reproduktiven Gewebes. Die Gewebe bilden somit konzentrische Kreise, bei denen eine äußere Schicht aus einer inneren hervorgeht. Jedoch sind der äußerste und der innerste Ring miteinander in Verbindung (s. Grafik S. 39).

Die Dhatus haben in den verschiedenen Personen unterschiedliche Ausprägungen, ähnlich wie die Bioenergien von Kapha, Pitta und Vata unterschiedlich ausgeprägt sind. In der ayurvedischen Therapie berücksichtigt man, welche Körpergewebe am besten ausgeprägt sind und bei welchen sich Schwächen zeigen.

In der Ayurvedischen Massage kann nun auf bestimme Körpergewebe gut eingewirkt werden. Abhyanga bezeichnet, wie bereits gesagt, die Anwendungsbereiche der äußeren Ölanwendung. Über die Massage kann direkt auf die Muskelgewebe (Mamsa Dhatu) und das Fettgewebe (Meda Dhatu) eingewirkt werden sowie auf die Sehnen. Durch die Veränderung des Drucks und der Geschwindigkeit bei der Massage kann man auch indirekt auf das Blut (Rakta Dhatu) und das Plasma (Rasa Dhatu) Einfluss nehmen. Wenn durch die Massage das Blut im Körper besser zirkulieren kann – was fast immer geschieht –, kann die Qualität dieses Gewebes und die Ernährungsfunktion des Körpers auch von innen her verbessert werden. Das Knochengewebe, das Knochenmark und die Fortpflanzungsgewebe können ebenfalls nur indirekt beeinflusst werden. Doch lässt sich oft feststellen, dass eine massierte Person glänzende, kraftvolle Augen bekommen hat, sich innerlich stabiler und gefestigter fühlt. Dies zeigt, dass Asthi Dhatu und Majja Dhatu dann doch harmonisiert wurden. Und das »Sensiblerwerden« in der

Massage für körperliche und innere Empfindungen und das »Sich-wohler-füh-
len-in-der-eigenen-Haut« kommt einer Stärkung von Sukra Dhatu sicherlich
entgegen. Da in den Geweben die Umsetzung der aufgenommenen Substanzen
sichtbar wird, kann man das Endergebnis der Massagewirkung hierin ablesen.
Wenn die massierte Person ruhiger und zentrierter geworden ist und einen
»Glanz von Zufriedenheit und Gelassenheit« ausstrahlt, deutet dies darauf hin,
dass auch das Ojas gesättigt und somit das Immunsystem unterstützt wurde.

3.7 Die körperlichen Abfallprodukte und Ama, das Zellgift

Im Nahrungs- und Stoffwechselkreislauf entstehen permanent auch Abfallprodukte, im Ayurveda als *Malas* bezeichnet, die dauernd aus dem Körper ausgeschieden werden. Nur wenn diese Abfallprodukte aus dem Körper gut und
regelmäßig ausgeschieden werden können, bleibt man gesund; wo sie sich
anhäufen, entstehen verschiedene Krankheiten. Malas variieren in ihrer Erscheinungsform. Sie sind gasförmig, flüssig, halbfest oder fest. Die grobstofflichen
Abfallprodukte sind Urin, Stuhl und Schweiß. Feinstoffliche Abfallprodukte sind
Absonderungen der Hautschichten von Augen, Nase, Mund, Ohren und Ge-
schlechtsorganen. Jede Körperzelle hat einen Stoffwechsel und produziert damit
auch Abfallprodukte in kleinen Mengen. Diese können sich im Körper anhäufen,
wenn man zum Beispiel Verstopfung hat, nicht schwitzen oder nicht Wasser
lassen kann.
Verdauung und Stoffwechsel laufen im Körper auf drei Ebenen ab: im Magen-
Darm-Trakt, in der Leber, in den Geweben. Wenn die Umwandlungen auf
dieser Ebene gestört sind, bleibt ein Rest von unverdauter Nahrung bzw. nur
teilweise verdauter Nahrung dort stecken, sammelt sich in den Körperkanälen
(srotas) an und kann dort fermentieren. Daraus kann sich schließlich ein Giftstoff
bilden, *Ama*, wie das Unverdaute genannt wird. Mit Vorliebe setzt sich Ama in
den Gelenken des Körpers fest. Ama kann sogar Kapha, Pitta und Vata verderben
sowie Organe und Kanäle im Inneren schädigen und somit Krankheiten verur-
sachen.
Ama kann sich durch folgende Zeichen bemerkbar machen: Appetitverlust,
Verdauungsstörungen, Mundgeruch, dicker Zungenbelag, Auswurf von klebri-
gem Schleim oder Speichel, aufgeblähter Bauch oder Brustkorb mit Druck-
schmerzen. Ama erzeugt ein allgemeines Gefühl von Schwere, Müdigkeit,
Kraftlosigkeit und ein Abstumpfen des Geistes und der Sinne.

Ein Grundsatz ayurvedischer Behandlung ist es, den Körper zunächst zu entgiften und erst dann überschüssiges Kapha, Pitta oder Vata aus dem Körper zu entfernen. (Überschüssiges Kapha sind zum Beispiel Verschleimungen, Verklebungen; überschüssiges Pitta können zu viel Gallensaft und saure Stoffe im Blut sein; überschüssiges Vata zeigt sich in zu viel innerer Luft, in zu viel Bewegung in den Nervenkanälen.)

Ayurvedische Massage ist eine sehr gute Maßnahme, um festgesetztes Ama aus den Gelenkbereichen zu lösen und wieder in die Blutbahn zu lenken. Alles was wieder in den Kreislauf gelangt, kann über die Ausscheidungsvorgänge der Haut, über Stuhl und Urin ausgeschieden werden. Ganzkörpermassagen mit Öl unterstützen die Öffnung der Körperkanäle (srotas). Der Körper besteht aus einem großen Netz von kleinen Körperkanälchen, in denen zum Beispiel Blut, Lymphe oder Energie fließen kann. Die Srotas dienen einerseits als Zuleitungsbahnen für die Nahrungsversorgung des Gewebes und der Organe, andererseits auch als Abtransportweg für die Abfallprodukte des Stoffwechsels. Auch Kapha, Pitta und Vata bewegen sich durch die Srotas.

Naturbelassene und ayurvedische Öle können bestimmte Giftstoffe aufsaugen und Kapha, Pitta, Vata an sich binden. Ganzkörperölmassagen haben daher immer eine entgiftende Wirkung und zielen darauf ab, die Dosas wieder ins Gleichgewicht zu bringen. Dass Öl entgiften kann, ist auch bei uns in den letzten Jahren durch das morgendliche Ölgurgeln als regelmäßige Reinigungsmethode publik geworden. Wenn man einen Esslöffel reines Sonnenblumenöl oder Sesamöl 10 bis 15 Minuten lang gurgelt und das Öl kaut, wird man beim Ausspucken sehen, dass es seine Farbe verloren hat und in viele Sedimente aufgeteilt scheint. Das Öl hat Giftstoffe aus dem Mund- und Magenbereich aufgesaugt und an sich gebunden. Es ist nun so giftig, dass empfohlen wird, es nur in die Toilette zu spucken.

Die ayurvedischen Panchakarmakuren, die auch in Deutschland immer beliebter und bekannter werden, basieren ebenfalls auf dem Prinzip, den Körper zuerst zu entgiften, Abfallstoffe und überschüssiges Kapha, Pitta oder Vata auszuleiten und den Körper erst nach dem Reinigungsprozess wieder aufzubauen und zu stärken. Regelmäßige Ganzkörper- und Kopfmassagen gehören zu jeder Panchakarmakur, bei denen meist mit Sesamöl massiert wird. Ziel ist es, die Abfallstoffe des Körpers aus der Peripherie in die Körpermitte zu leiten, um sie dort zum Ende der Kur mit speziellen Abführmethoden auszuleiten.

3.8 Prakrti-Merkmale für die Ayurvedische Massage

Prakrti ist im Ayurveda die Bezeichnung für die innere Grundnatur eines Menschen, die ihn von Geburt an prägt. Es ist die körperlich-geistig-psychisch-emotionale Tendenz eines Menschen, in einer bestimmten Art und Weise wahrzunehmen und im Leben zu handeln. Zwar geht es dabei nicht um ein unabdingbares »Muss«, doch die Grundnatur macht uns geneigt, vorwiegend mit einem oder zwei der Dosas zu agieren. Jede Prakrti hat alle fünf Elemente und alle drei Bioenergien (Kapha, Pitta und Vata) und zumeist eine Dominanz entweder von Kapha, Pitta oder Vata (Dosa). Auch Mischdominanzen sind üblich: Kapha/Pitta, Kapha/Vata, Pitta/Kapha, Pitta/Vata, Vata/Kapha oder Vata/Pitta. Das erstgenannte Dosa ist immer das stärkste und somit auch seine Eigenschaften. Das zweitgenannte Dosa ist das zweitstärkste. Das nicht genannte dritte Dosa ist immer vorhanden, nur im Verhältnis zu den anderen beiden am schwächsten. Eine Samadosa-Prakrti bezeichnet eine Grundnatur, die mit allen drei Dosas gleich gut handeln kann. Diese kommt jedoch nicht sehr häufig vor, und selbst dann bedeutet dies nicht, dass die Dosas zu jedem Zeitpunkt des Lebens im Gleichgewicht sind, da sie natürlichen Schwankungen unterworfen sind.

Eine Prakrti ist keine Regelgröße, die einmal eingestellt wurde und somit immer auf dieselbe Weise abläuft. Sie ist zum Beispiel beeinflussbar durch Lebensgewohnheiten, Ernährung, persönliche Bewusstheit, ebenso durch Umwelt und soziales Verhalten. Das Wichtigste ist also erst einmal, sich seiner Stärke und seiner Schwäche bewusst zu werden. Sucht man den Ausgleich, so kann man entweder das zu starke Dosa reduzieren oder das zu schwache Dosa stärken. In der Ayurvedischen Massage wird die Grundnatur eines Menschen sicher nur dann offensichtlich, wenn dieser über einen längeren Zeitraum hinweg zur Massage kommt oder der Betreffende einem persönlich bekannt ist. Ansonsten ist für die Massage wichtig, ob Kapha, Pitta oder Vata im Augenblick aus der Balance ist − unabhängig davon, ob dies nun die Prakrti ist oder nicht. Die Grundnatur ist ein dem Menschen zugrunde liegendes Muster und sicher nicht mit einigen Massagen auszugleichen. Aber regelmäßig ausgeführt, kann Massage gegensteuern, ebenso gegen situationsbedingte Störungen.

Einige Anhaltspunkte zur Prakrti sollen nachfolgend stichpunktartig aufgezeigt werden:

Kapha-Prakrti (Dominanz von »Erde« und »Wasser«, viele Mond-Eigenschaften)

Eine Kapha-Prakrti wird meist gut ausgestattetes Gewebe, viel Substanz und daher Kraftreserven haben. Die Gelenke und Sehnen sind gut im Fettgewebe eingebettet und kaum deutlich sichtbar. Die Augen sind oft groß und weich und glänzend. (Bei einer Mischprakrti kann dies insgesamt anders aussehen.) Als Eigenschaften werden die öligen Substanzen, die Kühle, das Feuchte, das Schwere oder Träge und das Langsame, Bedächtige vorherrschen. Regelmäßigkeit, Gleichmäßigkeit, Zuverlässigkeit, Geduld, Gelassenheit, Zufriedenheit, Durchhaltevermögen, Stabilität, Besonnenheit und Ordentlichkeit werden wahrscheinlich zu finden sein. Eine Kapha-Prakrti ist meist gemütvoll und hat Zeit. Sie wird sich in der Massage schnell entspannen können und braucht oft etwas Druck und Wärme. Grundsätzlich sollte hier nicht zu viel Öl verwendet werden, da die Haut bereits sehr ölig ist.

Pitta-Prakrti (Dominanz von »Feuer«, viele Sonnen-Eigenschaften)

Eine Pitta-Prakrti wird meist eine gut ausgeprägte, feste, aber dehnfähige Muskulatur und Substanz besitzen. Die Augen haben oft einen festen oder scharfen Blick. (Bei einer Mischprakrti kann dies insgesamt anders aussehen). Als Eigenschaften werden die Hitze, das Ölige, das Leichte und Schnelle vorherrschen. Regelmäßigkeit, Zuverlässigkeit, Ungeduld, Ausdauer, Durchhaltevermögen und Pünktlichkeit werden zu finden sein. Eine Pitta-Prakrti übernimmt gern die Führung und hat meist wenig Zeit. Sie packt viel an, ist aber oft durch den unermüdlichen Einsatz überhitzt und kann schwer loslassen, mit sich geschehen lassen und zur Ruhe finden. Es wird wahrscheinlich in der Massage etwas dauern, bis eine Pitta-Prakrti körperlich und geistig die innere Spannung etwas loslässt und zur Ruhe kommt, die sie dann innerlich abkühlt und stabilisiert. Auch hier nicht allzu viel Öl in der Massage verwenden.

Vata-Prakrti (Dominanz von »Luft« und »Raum«, viele Sonnen-Eigenschaften)

Eine Vata-Prakrti wird im Gewebebereich meist schwächer ausgestattet sein, wenig Substanz haben, vielleicht auch dünn sein. Deutlich sichtbar sind oft die Sehnen, die eventuell etwas fest und hart sein können. Die Gelenke und Muskeln sind nicht so gut im Fettgewebe eingebettet. Die Augen sind oft sehr unruhig. (Bei einer Mischprakrti kann dies insgesamt anders aussehen.) Als Eigenschaften werden Kühle, Trockenheit, das Leichte und Schnelle vorherrschen. Unregelmäßigkeiten, Ungeduld und Zweifel machen sich bei einer Vata-Prakrti oft bemerkbar, ebenso innere Unruhe. Sie hat viele gute Ideen, ist geistig aktiv und einfühlsam. Das Nervenkostüm ist aber häufig überstrapaziert und überlastet. Die Gefühle geraten daher leicht aus der Balance, die Körperkräfte werden durch die Ruhelosigkeit leicht angegriffen, und es herrscht ein Bedürfnis nach Zentriertheit, Wärme und Ruhe vor. Auch bei einer Vata-Prakrti wird es in der Massage etwas dauern, bis die Überaktivität langsam nachlässt und die Zentriertheit zunimmt. Es kann in der Massage so viel Öl verwendet werden, wie die Haut aufsaugt.

Der folgende Prakrti-Test kann spielerisch gemacht werden. Verstehen Sie ihn bitte als einen momentanen Hinweis für einige Aspekte und nicht als einzig gültigen Schlüssel zur Bestimmung einer Kapha-, Pitta- oder Vata-Prakrti. Meist begibt man sich aus der persönlichen Empfindung und Erfahrung heraus, wenn man sagt: »Ich bin dies oder das.« Wir möchten Sie mit diesem Buch hingegen auffordern, zu erleben und bewusst über die Sinne wahrzunehmen und in jeder Massage neu hinzuspüren und zu fühlen, wie sich ein Mensch oder eine Situation im Augenblick für Sie zeigt.

PRAKRTI-TEST

	Kapha	Pitta	Vata
Gewicht	Übergewicht	Idealgewicht	Untergewicht
Körperbau	großgliedrig normale Knochen	muskulös normale Knochen	feingliedrig kleine/große Knochen
Größe	klein und stämmig groß und stämmig	mittlere Größe	sehr klein oder sehr groß
Brustkorb	füllig Volumen viel Substanz	normal entwickelt	schmal, flach kein Volumen wenig Substanz
Haar	dicht lockig, ölig	wellig, ölig	gerade trocken, rau
Gesicht	rund, weich	markante Züge	unregelmäßige Züge

	Kapha	Pitta	Vata
Augen	groß feucht, glänzend träumerisch	mittel bis klein gerötet lichtempfindlich	klein unruhig, ängstlich
Nase	groß breit	mittel gerade, spitz	klein schmal
Lippen	voll, weich	weich, rötlich	schmal, dünn
Zähne	klein regelmäßig	mittel regelmäßig	sehr groß oder klein unregelmäßig
Finger	breit kurz fleischig	gleichmäßig	lang schmal filigran
Nägel	fest, kräftig ohne Rillen, glatt geschmeidig	weich, ölig	brüchig Rillen trocken, gespalten
Gelenke	fest, stabil gut proportioniert	fest feingliedrig	instabil sehr zart oder grob
Temperatur der Hände und Füße	kühl feucht	warm trocken	kalt trocken
Haut	weich, glatt ölig hell	weich, glatt ölig Pigmentflecken, rötl.	rau trocken dunkel
Venen	nicht sichtbar	schwach sichtbar	gut sichtbar
Temperament	gemütlich langsam hat Zeit liebevoll	aktiv zielgerichtet hat wenig Zeit gewohnt zu führen	hyperaktiv unruhig hektisch unverbindlich
Gangart	langsam bedacht	schnell	schnell unkoordiniert
Schlaf	tief und lang gerne Langschläfer braucht morgens Anlaufzeit	kurz ergiebig	leicht unterbrochen

	Kapha	Pitta	Vata
Durst	nicht groß	sehr groß	unregelmäßig
Appetit	nicht sehr groß kann längere Zeit ohne regelmäßige Mahlzeiten aushalten	sehr groß braucht regelmäßige Mahlzeiten	unregelmäßig, mal viel, mal wenig
Schweiß	normal angenehmer Geruch (riecht süß)	schwitzt viel starker Geruch (riecht scharf, sauer)	spärlich unguter Geruch
Urin	viel kein häufiger Drang	normal häufiger Drang	wenig häufiger Drang
Stuhl	weich, ölig gut geformt normal	weich, ölig Durchfall rötlich, gelblich	trocken Verstopfung dunkel
Gedächtnis	sehr gut Langzeitgedächtnis	ausgezeichnet schnell	mittelmäßig oder vergesslich Kurzzeitgedächtnis
Entscheidungs-fähigkeit	braucht Zeit, dann gute Entscheidung	schnelle Entscheidungen	wankelmütig
Führungs-eigenschaften	Teamgeist anpassungsfähig	Führer	Einzelgänger
Sprache	melodischer Klang angenehme Stimme	laut scharfe Stimme	schnell gebrochene Stimme
Geld	sparsam	effektiver Einsatz	verschwenderisch
Eigenschaften	fürsorglich bequem zufrieden belastbar	eifersüchtig ehrgeizig egoistisch praktisch	schüchtern nervös unsicher einfühlsam
Liebe und Sexualität	treu viele Freunde	dominierend wenig Freunde	extrem oder abwechslungsreich
Abneigung	Kälte Feuchtigkeit	Hitze Mittagssonne	Kälte, Wind Trockenheit

4. Die Rolle des Öls in der Ayurvedischen Massage

Ein grundlegender Unterschied zu den normalen medizinischen Massagen ist bei der Ayurvedischen Massage die Arbeit mit Öl. Öl hat die Eigenschaft von *snigdha*, das heißt, es ist viskös (zähflüssig) und im Allgemeinen schwer. Öl ist für den Körper Nahrung und hat zugleich eine entgiftende Wirkung. Es wirkt auf den inneren Organismus, indem es über die Haut aufgenommen wird und so in den Kreislauf gelangt. Es muss »verdaut« werden, wie jede andere Nahrung auch. Deshalb sollte in der Massage ein Öl ausgesucht werden, das die Sinne der zu massierenden Person anspricht: Es sollte ihr auf der Haut angenehm sein, sie muss es riechen können, und es sollte ihr auch schmecken (Naturöle können probiert werden). Man kann davon ausgehen, dass alles, was die Sinne anspricht, besser vom Körper aufgenommen und meist auch besser verdaut werden kann. Lassen Sie die zu massierende Person also immer das Öl erst einmal ausprobieren, und beziehen Sie dieses Ergebnis in ihre anderen Überlegungen zur Ölauswahl mit ein. Die Beurteilung des Öls kann bevorzugt auf dem Handrücken geschehen. Man kann testen, wie sich die Haut nach dem Einziehen des Öls anfühlt, zum Beispiel weich oder rau, schmierig oder trocken, kühl oder erhitzt ... Ist die momentane Befindlichkeit der zu massierenden Person kalt und trocken, empfiehlt sich wahrscheinlich ein wärmendes und weiches Öl wie Sesamöl. Herrscht bei der Person vielleicht ein erhitztes und explosives Grundgefühl vor, empfiehlt sich eher ein kühlendes Öl wie Ghee (Butterschmalz) oder Kokosöl (s. auch S. 56 f.).

Suchen Sie also nicht nur ein Öl aus, das zur Grundnatur (prakrti) der Person passt, sondern beziehen Sie deren persönlichen Geschmack und deren momentane Befindlichkeit mit ein. Vorherrschende Allergien müssen dabei natürlich berücksichtigt und die betreffenden Substanzen vermieden werden. (Übrigens sollte auch dem Massierenden das Massageöl angenehm sein.)

Es empfiehlt sich, die jeweils für die Ayurvedische Massage gewünschte Menge Öl auf Körpertemperatur zu erwärmen. Manche bevorzugen auch »gereiftes Öl«, ein Öl, das einmal auf etwa 110° C erhitzt wird. Dadurch wird es dünnflüssiger, weicher und zieht daher besser in die Haut ein. Diese Wirkung verliert sich auch bei längerem Stehenlassen des Öls nicht. Zu beachten ist dabei jedoch, dass bei jedem Erhitzen eines Öls auch erhitzende Eigenschaften in das Öl gelangen. Personen, die in ihrer Grundnatur zu viel Hitze haben oder die sich momentan in einem überhitzten Zustand befinden, sollten dies vermeiden und gegebenenfalls lieber ein von Natur aus kühlendes, dünnflüssigeres Öl bevorzugen.

Wichtig ist, dass Sie für die Massage immer naturbelassene, kaltgepresste Öle aus erster Pressung von bester Qualität verwenden. Hier sollte wirklich nicht gespart werden, indem man minderwertigere Öle kauft. Grundsätzlich lässt sich sagen, dass viele Öle, die als Speiseöle verwendet werden können, sich auch für die Massage eignen. Auf den Seiten 56 und 57 finden Sie eine Auflistung von Ölen mit Angabe ihrer Wirkung. Diese Öle können Sie in gut sortierten Lebensmittel- und Naturkostläden oder in Reformhäusern erhalten, manche Öle auch direkt bei Ölmühlen.

Seit einiger Zeit gibt es auch spezielle Kapha-, Pitta- oder Vata-Öle, die in ihrer Mischung jeweils anregend/wärmend oder beruhigend/kühlend auf die entsprechende Grundnatur (prakrti) einwirken sollen. Auch diese Öle sind in einzelnen Fachhandlungen zu erhalten. Eine Bezugsquelle ist im Anhang dieses Buches (s. S. 156) vermerkt. Einzelheiten zu diesen Ölen können Sie ab Seite 56 nachlesen.

Sehr modern ist es derzeit, ätherische Öle in kleiner Konzentration in die Basisöle zu mischen. Auch die ätherischen Öle haben, wenn man ihre Wirkweise kennt, spezifische Informationen, die auf die Sinne und den Körper einwirken: öffnend, anregend, beruhigend usw. Ätherische Öle sind in ihrer Form jedoch sehr leicht, subtil, durchdringend und verflüchtigen sich sehr schnell auf der Haut. Dies sind typische Vata-Eigenschaften. Wenn aber ein Mensch mit Vata-Störungen in die Massage kommt – das heißt mit zu viel innerer Unruhe, mit zu viel inneren und äußeren Bewegungen, überreizt, gestresst, abgespannt, nervös –, so benötigt er Eigenschaften wie Schwere, Zentriertheit, Festigkeit, Erdung. In einem Fall von zu viel Vata oder zu viel Pitta würden wir davon abraten, ätherische Öle in die Massageöle zu mischen. Im Falle von zu viel Kapha ist dies nicht problematisch. Die Haut einer Vata- oder Pitta-Grundnatur ist dünner, reizbarer und durchlässiger als bei einer Kapha-Grundnatur. Über die Haut würde man im Falle von Vata oder Pitta mit ätherischen Ölen nicht stabilisieren, sondern eher stören.

Es liegt somit im Ermessen des Massierenden, welche Öle bevorzugt oder der zu massierenden Person angeboten werden. Wir empfehlen Ihnen, diese mit in die Entscheidung einzubeziehen, welches Öl für die Massage ausgewählt wird. (Lesen Sie hierzu auch auf Seite 76 über das Vorgespräch nach.)

4.1 Geschmacksempfindungen, Wirkweisen und Kraftaufbau im Ayurveda

Geschmack ist eine sinnliche Erfahrung, die durch Geschmacksknospen und Speichel auf der Zunge ermöglicht wird. Anders als in der westlichen Medizin können sechs Geschmacksrichtungen unterschieden werden: süß, sauer, salzig, scharf, bitter und adstringierend (zusammenziehend). Rasa, der Geschmack, ist eine Empfindung in dem Augenblick, da man Substanzen zu sich nimmt. Im Ayurveda geht man davon aus, dass es durch das Zusammenwirken von Hitze und Kühle, Regen, Bodenbeschaffenheit und Wind (Sonne und Mond, Wasser, Erde, Luft) zu den verschiedenen Jahreszeiten und in den verschiedenen Gegenden zu der Entstehung von Pflanzen und Nahrungsmitteln etc. mit verschiedenen Geschmacksrichtungen kommt. Jede Geschmacksrichtung beeinflusst die Dosas Kapha, Pitta und Vata und baut bestimmte Elemente und Eigenschaften im Körper auf.

Die Zuordnung der Geschmacksempfindungen zu den Elementen sieht folgendermaßen aus:

Die sechs Geschmacksrichtungen und ihre Zuordnung zu den Elementen

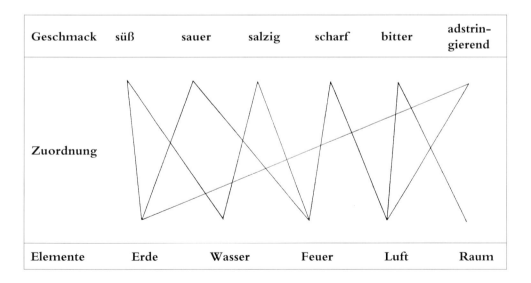

Geschmack	süß	sauer	salzig	scharf	bitter	adstrin-gierend
Zuordnung						
Elemente	Erde	Wasser	Feuer	Luft	Raum	

Der *süße Geschmack baut Erde und Wasser auf*, mit allen zugeordneten Eigenschaften. Er ist gewebeaufbauend und substanztragend und besitzt überwiegend Mond-Eigenschaften. Alle Grundnahrungsmittel wie zum Beispiel Getreide haben eine leichte Süße.

Der *saure Geschmack baut Erde und Feuer auf*, mit allen zugeordneten Eigenschaften. Er wirkt anregend und besitzt Mond- und Sonnen-Eigenschaften.

Der *salzige Geschmack baut Wasser und Feuer* auf, mit allen zugeordneten Eigenschaften. Salz wirkt erhitzend und wassereinlagernd im Gewebe und besitzt Mond- und Sonnen-Eigenschaften.

Der *scharfe Geschmack baut Feuer und Luft auf*, mit allen zugeordneten Eigenschaften. Er hat vorwiegend Sonnen-Eigenschaften und leitet Empfindungen für Wärme, ist stoffwechselanregend und gewebeabbauend.

Der *bittere Geschmack baut Luft und Raum auf*, mit allen zugeordneten Eigenschaften. Er besitzt vorwiegend Sonnen-Eigenschaften und wirkt blutreinigend, fiebersenkend und appetitfördernd. Bittermittel sind oft in Arzneimitteln zu finden.

Der *adstringierende (zusammenziehende) Geschmack baut Erde und Luft auf*, mit allen zugeordneten Eigenschaften. Er ist abbauend, aufsaugend und hat Mond- und Sonnen-Eigenschaften. Zusammenziehende Geschmacksträger sind Gerbstoffe.

Auch die Bioenergien Kapha, Pitta und Vata (dosas) können durch den Geschmack beeinflusst werden. Jeweils drei Geschmacksrichtungen dämpfen ein Dosa, drei Geschmacksrichtungen vermehren es. Ist ein Dosa zu stark, gilt es als gestört und wird mit dem dämpfenden Geschmack behandelt:

Kapha (Erde und Wasser)
Süß, salzig, sauer vermehren Kapha. Diese Geschmacksrichtungen stören, wenn Kapha zu stark ist; süß stört am meisten.
Scharf, bitter, adstringierend vermindern Kapha. Sie dämpfen und beruhigen Kapha.

Pitta (Feuer)
Scharf, sauer, salzig vermehren Pitta. Diese Geschmacksrichtungen stören, wenn Pitta zu stark ist; scharf stört am meisten.
Süß, bitter, adstringierend vermindern Pitta. Sie dämpfen und beruhigen Pitta.

Vata (Luft und Raum)

Bitter, scharf, adstringierend vermehren Vata. Diese Geschmacksrichtungen stören, wenn Vata zu stark ist; bitter stört am meisten.
Süß, sauer, salzig vermindern Vata. Sie dämpfen und beruhigen Vata.

In der Ayurvedischen Massage können nun die Massageöle auch auf ihren Geschmack oder Geruch hin getestet werden. So werden zum Beispiel scharf schmeckende oder scharf riechende Öle eine wärmende, aktivierende Wirkung haben. Grundsätzlich kann man sagen, dass die oben aufgeführten Wirkungsprinzipien im Bereich des Geschmacks auch für die anderen Sinne gelten (im übertragenen Sinne natürlich: So hat ein vernommenes »scharfes Wort« eine erhitzende, aktivierende Wirkung; eine angenehme Berührung auf der Haut hat eine »süße Wirkung«; jemand massiert mit einem »sauren Gesichtsausdruck«, so dass diese Eigenschaft das Körperempfinden des Massierten beeinflusst).

Wenn es darum geht, dass Öl in der Massage wie Nahrung wirkt und über den Geschmack an den Körper eine spezifische Botschaft vermittelt wird, so möchten wir an dieser Stelle noch auf einige typisch ayurvedischen Beobachtungen zu diesem Thema eingehen.

Rasa ist der erste Geschmack. Darunter wird die erste Geschmackswahrnehmung verstanden, wenn eine Substanz mit der Zunge in Berührung kommt: süß, sauer, salzig, scharf, adstringierend, bitter. Der Geschmack wird wahrgenommen, noch bevor die Nahrung verdaut wird.

Virya ist die Wirksamkeit oder Kraft einer Substanz (Wirkkraft). Es ist die entstehende Empfindung, wenn eine Substanz in den Körper gelangt. Diese Empfindung hat im Wesentlichen mit erhitzenden oder kühlenden Eigenschaften zu tun. Von den 20 Eigenschaften der ayurvedischen Klassifizierung (gunas) können nur acht Virya sein: leicht/schwer (oder: klar/schleimig), kalt/heiß, ölig/trocken, weich/scharf.

Vipaka ist der zweite Geschmack. Darunter wird die Empfindung verstanden, die entsteht, wenn der Körper die Substanzen verdaut hat. Dabei gibt es drei Geschmacksrichtungen: süß, sauer, scharf. Im Wesentlichen werden aber nur zwei Wirkungen unterschieden: eine aufbauende Wirkung für die Gewebe (süßer Vipaka), eine abbauende Wirkung für die Gewebe (saurer oder scharfer Vipaka).

Balam ist die aus der Nahrung und der Verdauung resultierende Kraft. Der Sinn von Nahrung ist, dass sie erhalten, sättigen und Kraft geben soll. Dies kann erst nach dem abgeschlossenen Verdauungsvorgang und Stoffwechselprozess beurteilt werden.

Entsprechendes gilt in der Ayurvedischen Massage:

Rasa ist der erste Geschmack bei der Prüfung des Massageöls und der Empfindung für die Gesamtatmosphäre, in der massiert wird.

Virya ist die Wirkkraft der Massage: die Empfindung des Massageöls, des Drucks, der Raumtemperatur, der Beziehung zwischen Massierendem und der massierten Person.

Vipaka kann die massierte Person erst nach der Massage beurteilen, indem sie prüft, ob die Massage sie aufgebaut und zentriert hat oder ob sie zu anregend war und eher Unruhe in ihr hervorrief und die Wirkung letztlich abbauend war. Ob *Balam*, das Empfinden für die eigene Kraft und Stärke, durch die Massage gefördert wurde, kann ebenfalls erst nach der Massage von der massierten Person festgestellt werden.

Auch die Ayurvedische Massage sollte, will sie im Sinne von Ayurveda wirksam sein, den persönlichen Geschmack der zu massierenden Person treffen und satt machen. Zudem sollte sie die Sinne dieser Person keinesfalls auslaugen, sondern zufriedenstellen.

4.2 Wirkung und Konsistenz von Ölen

Diese Auflistung zeigt naturbelassene, kaltgepresste Öle in ihrer ayurvedischen Wirkung.

+/– bedeutet: Es harmonisiert und gleicht aus.

+ bedeutet: Es verstärkt.

– bedeutet: Es vermindert.

Sesamöl	+/– Kapha, +/– Pitta, +/– Vata ölig, geschmeidig, kräftigend, nussig, leicht, ausgleichend, leicht erwärmend gut für Kapha, Pitta (nicht zu viel!), Vata
Sonnenblumenöl	+/– Kapha, +/– Pitta, +/– Vata ölig, geschmeidig, kräftigend, leicht, ausgleichend gut für Kapha, Pitta, Vata
Olivenöl	+ Kapha, – Pitta, – Vata ölig, geschmeidig, kräftigend, schwer, kühlend gut für Vata und Pitta

Sojaöl	+ Kapha, – Pitta, +/– Vata ölig, geschmeidig, schwer, kühlend gut für Pitta
Kokosöl	+ Kapha, – Pitta, +/– Vata relativ leichtes Öl, das fest werden kann; ölig, geschmeidig, kühlend sehr gut für Pitta
Ghee (Butterschmalz)	+ Kapha, – Pitta, – Vata ölig, stärkend, ausgleichend, aufbauend, kühlend gut für Pitta und Vata
Weizenkeimöl	+ Kapha, – Pitta, – Vata ölig, schwer, stärkend, dickflüssig, kühlend gut für Pitta und Vata/Pitta bei trockener Haut
Distelöl	+ Kapha, + Pitta, – Vata ölig, dünnflüssig, leicht, wärmend gut für Vata
Maisöl	– Kapha, + Pitta, – Vata ölig, geschmeidig, realtiv leicht, kühlend gut für Kapha, nur in Maßen für Vata
Mandelöl	+/– Kapha, +/– Pitta, – Vata geschmeidig, fließend, leicht, süß harmonisierend für Kapha und Pitta; gut für Vata
Kürbiskernöl	+ Kapha, + Pitta, – Vata ölig, dickflüssig, schwer, wärmend gut für Vata
Rizinusöl (kein Speiseöl)	+ Kapha, + Pitta, – Vata ölig, schwer, stechend gut für Vata

Ausgleichende Wirkung der Öle auf die Grundnatur (prakrti) oder die momentane Befindlichkeit:

Gut bei zu viel Kapha (Erde und Wasser):
Alle Öle, die wärmend, durchblutungsfördernd, leicht und anregend sind, wirken harmonisierend. Grundsätzlich ist es ratsam, wenig Öl zu verwenden, da der Körper ölige Substanzen selbst leicht herstellt.

- Sesamöl, Sonnenblumenöl, Distelöl, Maisöl, Senföl, Mandelöl, auch Kalmusöl (mit Nelke und Ingwer)

Gut bei zu viel Pitta (Feuer):
Alle Öle, die kühlend und beruhigend sind sowie die Aktivität dämpfen, sind ausgleichend. Damit kann auch eine strapazierte, gerötete, zu Hitze und Schweißbildung neigende Haut harmonisiert werden. Es sollte nicht zu viel Öl verwendet werden.

- Sonnenblumenöl, Kokosöl, Olivenöl, Sojaöl, Weizenkeimöl, Johanniskrautöl, Mandelöl, Ghee, auch Sandelholzöl (kühlend)

Gut bei zu viel Vata (Luft und Raum):
Alle Öle sind grundsätzlich fördernd und in größerer Menge empfehlenswert. Am besten ist Sesamöl, da es innere Unruhe dämpft, ausgleichend wirkt und erwärmt. Vata-Öle sollen Trockenheit in der Haut regulieren und krampflösend sein.

- Sesamöl, Sonnenblumenöl, Kürbiskernöl, Johanniskrautöl, Distelöl, Mandelöl; Ghee für Vata (aufbauende Wirkung), ebenfalls Weizenkeimöl (bei sehr trockener Haut)

4.3 Basisöle, Ölmischungen und ayurvedische Öle

Die bisher beschriebenen naturbelassenen, kaltgepressten Öle lassen sich in ihrer Wirkung auf den Stoffwechsel gut nachvollziehen, indem man sie ausprobiert. Natürlich kann man auch eigene Ölmischungen kreieren, wenn man etwas Erfahrung darin gesammelt und die ayurvedischen Grundprinzipien verinnerlicht hat und somit zur Anwendung bringen kann.

Senföl ist zum Beispiel meistens eine Mischung aus Sesamöl und Senfsamen. Seine Wirkung ist ölig, leicht, scharf, erhitzend; es eignet sich gut für Kapha (für Vata nur in Ausnahmefällen). – Kapha, + Pitta, – Vata.

Johanniskrautöl ist ebenfalls ein gemischtes Öl; es ist rot und schwer, leicht beruhigend und kreislaufharmonisierend. Es eignet sich gut für Pitta und Vata. + Kapha, +/– Pitta, – Vata.

Echte Abhyanga-Öle aus Indien oder Sri Lanka sind immer Mischungen aus einem Basisöl, Kräutern und anderen Ingredienzien. Diese alten ayurvedischen Ölrezepturen werden in einer zeitaufwendigen Prozedur hergestellt (vom Hersteller wird ein gutes Wissen über die Wirkung von Kräutern und der beigemischten Substanzen verlangt). Die durchschnittliche Herstellungsdauer von einem ayurvedischen Massageöl auf Sesam- oder Kokosbasis, das auch in Deutschland gut erhältlich ist, beträgt in Indien ca. drei Wochen. Man weiß, wo und wann bestimmte Pflanzen mit einer spezifischen Wirkung wachsen und auch zu welcher Jahreszeit. Und man weiß auch, wann die Pflanzen am besten geschnitten werden, um die höchste Wirksamkeit zu erhalten. Das Öl wird in einem langen Köchelvorgang hergestellt, wobei die Kräuter je nach Rezeptur zu einem festgelegten Zeitpunkt hinzugegeben werden. Bei uns würde man sagen, dass bei einem derart langen Herstellungsprozess »alles totgekocht sein muss und keine Wirkstoffe mehr im Öl enthalten sein können«. Ayurveda sieht das anders. Man weiß, dass erst durch einen bestimmten Köchelvorgang spezifische Eigenschaften im Öl entstehen. Zudem wird das Öl durch dieses Verfahren sehr haltbar und kann kaum mehr ranzig werden.

Die Basisöle dafür sind entweder Sesamöl (erwärmend) oder Kokosöl (kühlend), die die Eigenschaften der Ingredienzien aufnehmen, die ihnen beigegeben sind. Diese Öle werden mit zahlreichen pflanzlichen Produkten und manchmal mit Milch vermischt, die deren Wirksamkeit auf den Körper steigern. Nachfolgend ein Beispiel, welche *Heilpflanzen* in einem Abhyanga-Massageöl vertreten sein können, und ihre Wirkungen (Quelle: Vortrag von Dr. Shri Balaji Tambe):

Brahmi	Hydrocotyle asiatica (asiatisches Wassernabelkraut). Gut gegen Alterungsvorgänge, Tonikum, Diuretikum, Stimulant, steigert Intelligenz und Gedächtnis.
Nirgudi	Vitex negundo. Lindert Vata und Kapha, steigert das Gedächtnis, stärkt das Haarwachstum und die Augen, baut Schlacken ab, die bei schlechter Verdauung und schlechtem Stoffwechsel entstehen.
Gulab	Rosa damascena und centifolia. Karminativum, Refrigerant, Herztonikum, steigert die Samenproduktion, erfrischt den Teint, balanciert die drei Dosas Kapha, Pitta und Vata aus.
Amala	Embelica officinalis. Refrigerant, Herztonikum, Gehirntonikum, Verdauungsstimulant, wirkt reinigend auf Magen und Darm, fördert die Blutbildung.
Hirda	Terminalia chebula (rispiger Myrobalanenbaum). Balanciert alle drei Dosas, Tonikum für Gehirn und Augen, gegen Hämorrhoiden, Lähmungen, Kopfschmerzen und schlechtes Gedächtnis, reinigt das Blut.
Behada	Terminalia belerica. Stärkt die Augenkraft und den Haarwuchs, mindert Kapha und Pitta, gegen Husten, Heiserkeit, Hämorrhoiden und Kopfschmerz. Tonikum für das Gehirn und den Magen.
Anant	Ashvagandha – Withania sominfetra. Aphrodisiakum, Diuretikum, Deobstruktivum und Tonikum gegen mentale und muskuläre Erschöpfung, Gedächtnisschwäche und Lumbago. Als tierisches Produkt wird Milch hinzugefügt.

Dieses Abhyanga-Massageöl auf Sesamölbasis vermindert Vata und erhöht Pitta und Kapha. Pitta-Naturen sollten bei regelmäßiger Anwendung vorsichtig damit sein. Personen mit Vata-Störungen können es gut nehmen. Auch in den kalten Jahreszeiten ist es vorteilhaft. Auf der Basis von Kokosöl wirkt dieses Öl kühlend, kann von Personen mit einer Pitta-Natur gut vertragen werden und ist für die heiße Jahreszeit zu empfehlen.

Dass Öle eine entgiftende Wirkung auf den Körper haben, wurde bereits gesagt. Wenn Massageöle für eine Ganzkörpermassage verwendet werden, sollten Sie nach Möglichkeit etwas erwärmend sein, da durch die bei der Massage entstehende Wärme im Körper festsitzende Toxine und Ama (unverdaute Substanzen) wieder leichter ausgeschieden werden können. Anders ist dies bei sehr regelmäßig ausgeführten Massagen oder bei regelmäßigem Einölen zur Körperpflege: Hier sollte man das Naturell und die Befindlichkeit stärker beachten und ausbalancieren.

Darüber hinaus gibt es auch spezielle *Kapha-, Pitta- und Vata-Öle*, die in ihrer Zusammensetzung jeweils für Kapha anregend und wärmend, für Pitta kühlend und beruhigend und für Vata wärmend und beruhigend wirken. Ihre Wirkung ist stets so, dass sie *gegen* die Bezeichnung des Öls steuern: Sie wirken gegen Kapha-Erscheinungen, gegen Pitta-Erscheinungen und gegen Vata-Erscheinungen. Die Wirkungen sind im Kapitel 4.2 (s. S. 56 f.) beschrieben.

4.4 Rezepte für die Herstellung von Spargelöl und Ghee

Ein nach dieser Rezeptur hergestelltes *Spargelöl* eignet sich besonders für das Einölen von Gelenken. Es entschlackt die Gelenke, wirkt entzündungshemmend und bringt Ablagerungen (Ama) an den Gelenken wieder in Fluss, so dass diese vom Körperkreislauf wieder aufgenommen und ausgeschieden werden können. Ama setzt sich mit Vorliebe an den Gelenken fest.

Ayurvedische Rezeptur für Spargelöl:
Zutaten: 1 l Sesamöl, 1 kg roher, ungeschälter Spargel
Wirkung: Süß/bitter; dämpft Pitta. Virya (erste Wirkung): heiß. Vipaka (Wirkung nach Stoffwechselprozess): süß. Entschlackt und entwässert die Gelenke.
Haltbarkeit: 1 Jahr
Herstellung: 1 kg rohen, ungeschälten Spargel in kleine Stücke schneiden und schonend mit einem Holzstampfer zu Brei zerdrücken. Diesen Brei mit 4 l Wasser in einem Topf langsam auf kleiner Flamme köcheln lassen, bis nur noch 1 l Flüssigkeit übrig bleibt. Diesen Spargelauszug durch ein Baumwolltuch seien. Resultat: Spargelwasser als Essenz. Dieses Spargelwasser wird mit 1 l Sesamöl aufgegossen. Wieder langsam auf 1 l herunterköcheln lassen. Resultat: fertiges Spargelöl. Im Laufe dieses Kochprozesses (bitte nicht umrühren!) bildet sich eine relativ feste braune Kruste auf der Flüssigkeit, die abgenommen und nicht weiterverwendet wird. Das Öl ist fertig, wenn ein paar ins Öl hineingespritzte Wassertropfen kein Blubbern mehr erzeugen. Zum Schluss die Flüssigkeit nochmals durch ein Baumwolltuch seien. (ca. 12 bis 13 Stunden Gesamtherstellungszeit)

Anwendung: Gelenke von außen einreiben oder massieren. Nicht innerlich anwenden.

Ghee ist Butterschmalz. Bei seiner Herstellung werden der Butter das Wasser und alle Eiweißstoffe entzogen. Durch ayurvedische Anwendungen, vor allem in der ayurvedischen Ernährung, ist es bei uns bekannt geworden. Auch in den meisten Panchakarma-Kuren findet es im Kurablauf seine Verwendung. An dieser Stelle soll das Rezept vorgestellt werden, da man Ghee auch gut zur Massage verwenden kann.

Ghee ist wie Milch und Honig, eines der naturgegebenen Lebenselixiere (rasayanas), und wirkt daher verjüngend und zellregenerierend. Darüber hinaus bildet es Ojas (Lebensfluidum) und bewirkt so einen gesunden Gewebestoffwechsel, regt die Abwehrkräfte an und soll nach modernen Beobachtungen auch cholesterinsenkend sein. Es ist auch das beste Transportmedium für Heilstoffe, fettlösliche Vitamine, Mineralstoffe und Spurenelemente, da es wie keine andere Substanz die Eigenschaften von Heilpflanzen absorbiert. Ghee wirkt entgiftend, da es die fettlöslichen Umwelt- und Körpergifte binden und ausleiten kann. In der Ernährung verwendet, macht Ghee die Speisen bekömmlicher, es kann hoch erhitzt werden und bewahrt beim Dünsten die Vitamine der Nahrungsmittel. Zudem stärkt es die Verdauungskraft (Agni). Die Ghee-Menge muss jedoch individuell angepasst sein: Eine kleine Menge entfacht »Agni«, eine zu große Menge löscht es. Ghee stärkt die Sehkraft, kühlt übermäßige Hitze, ist ein natürlicher Radikalenfänger und schützt so die Körperzellen. Ghee enthält die Vitamine A, E, Niacin und die Mineralstoffe Natrium, Kalium, Kalzium, Phosphor, Magnesium und Eisen. Kapha-Naturelle oder diejenigen, die mit einem Zuviel an Kapha zu kämpfen haben, sollten Ghee nur in kleinen Mengen zu sich nehmen und in der Massage eher erwärmende Öle benutzen.

Ayurvedische Rezeptur für Ghee (Butterschmalz):

Zutaten: 500 g frische, ungesalzene Sauerrahmbutter (ergibt ca. 375 g Ghee)
Wirkung: Gilt als Lebenselixier (rasayana). Es ist leicht verdaulich und stärkt die Verdauungsorgane.
Haltbarkeit: Unbegrenzt haltbar, wenn das Wasser und die Eiweißstoffe richtig entfernt wurden, und bei richtiger Lagerung: Immer am gleichen Platz stehen lassen; nicht in die Sonne oder in den Kühlschrank stellen.
Herstellung: Die Butter wird in dem Topf, in dem sie auch geschmolzen wird, in kleine Stücke zerteilt und mit kaltem Leitungswasser abgewaschen. Anschließend das Wasser wieder abgießen. Dieses »Butterwaschen« so lange wiederholen, bis

das Wasser klar bleibt und somit alle Milchrückstände entfernt sind. Dann die Butter bei kleiner Hitze schmelzen lassen (bei über 110° C wird sie braun; ein Thermometer ist daher günstig). Je nach Ausgangsmenge sollten Sie die flüssige Butter zwischen 1 bis 4 Stunden langsam köcheln lassen. Das dabei entstehende Geräusch zeigt an, ob noch Wasser vorhanden ist, das in jedem Fall durch Köcheln entfernt werden muss, sonst ist das Ghee nicht rein und wird nach einiger Zeit ranzig. Köcheln Sie die flüssige Butter so lange, bis kein Köchelgeräusch mehr hörbar und das Wasser vollkommen verdampft ist. Zur Probe geben Sie einen Tropfen Wasser auf die geschmolzene Butter – wenn es zischt, ist das Ghee fertig. Durch ein sauberes Leinen- oder Baumwolltuch seihen, in ein sauberes Glas füllen, sofort verschließen und immer am gleichen Platz stehen lassen. Füllen Sie das Ghee für den täglichen Gebrauch in kleinere Gläser ab.
Anwendung: Kann zur Massage verwendet werden, besonders gegen Pitta- und Vata/Pitta-Erscheinungen. Wird auch zum Dünsten von Gemüsen, zum Anbraten, Backen und zum Verfeinern von Gerichten und Suppen verwendet. Am besten gleich in größerer Menge auf Vorrat herstellen.

4.5 Ayurvedische Anwendung von ätherischen Ölen für die Duftlampe

Für Massageöle empfehlen wir keine Zugabe von ätherischen Ölen, wie bereits beschrieben (s. S. 52), beziehungsweise nur bedingt, da diese die Haut reizen und stören können. Ein Tropfen reines, ätherisches Öl in eine Duftlampe gegeben, kann die Athmosphäre während der Massage in eine bestimmte Richtung hin stimulieren und für den Geist anregend oder entspannend sein. Wir möchten hier einige ätherische Öle nennen, die den ayurvedischen Massageprozess unterstützen können.

Bei Kapha-Erscheinungen harmonisieren folgende ätherische Öle: Rosmarin, Rosenholz, Ingwer, Zitrone, Bergamotte. Ihre Wirkung ist anregend, erwärmend und löst Verschleimungen und Stauungen.

Bei Pitta-Erscheinungen harmonisieren folgende ätherische Öle: Sandelholz, Orange, Zypresse, Waldmajoran, Geranie. Ihre Wirkung ist kühlend, beruhigend, zentrierend, hilft bei großer Stressbelastung und wirkt beruhigend bei geröteter, gereizter oder entzündeter Haut.

Bei Vata-Erscheinungen harmonisieren folgende ätherische Öle: Lavendel, Orange, Rose, Muskatellersalbei, Weihrauch, Vetiver. Ihre Wirkung ist wärmend, beruhigend, ausgleichend und hilft, Krämpfe und Muskelverspannungen zu lösen.

5. Die vitalen Stellen im Ayurveda (Marmas)

Unter Marmas versteht man wichtige, vitale Stellen im Körper, die ganzheitliche Funktionen haben. Insgesamt kennt man im Ayurveda 107 dieser physisch-psychischen Nahtstellen. Der Begründer der chirurgischen Richtung des Ayurveda, Susruta (ca. 1. Jh. n.Chr.), hat die Marma-Lehre entwickelt und in seiner Salya-Tantra festgehalten (s. S. 20). Marmas können bei guter Funktion volles Leben und die Fülle des Erlebens ermöglichen; wenn sie deformieren, verletzt werden oder erkranken, zeigt sich dies auch in ihren zentralen und vitalen, körperlich-geistig-psychisch-emotionalen Funktionen. Auch das persönliche Bewusstsein eines Menschen, sein Wach- und Schlafbewusstsein, sein persönliches Wahrnehmen und Erleben kann durch die Deformierung oder den Ausfall eines bzw. mehrerer Marmas verändert werden. Im Ayurveda versucht man nun diese Marmas möglichst vital zu halten und zu schützen. Ihre Funktionsfähigkeit soll erhalten bzw. regeneriert und von Blockaden befreit werden. Die wichtigsten, zentralen Marmas dürfen jedoch nicht zu stark verletzt sein, sonst kann ein Mensch nicht mehr weiterleben. Marmas sind somit auch Nahtstellen von Leben und Tod. Die Wurzel »mr« steckt in dem Wort »Marma« und bedeutet »töten« oder »da kann der Tod einbrechen«.

Zur Entstehung der Marmas gibt es in Indien mehrere Legenden. Folgende von Sati und Shiva möchten wir hier erzählen:

Shiva ist der Schwiegersohn von Daksha. (Shiva wird auch als »Herr des Yoga« bezeichnet; er gehört zur Götter-Triologie »Brahma, Vishnu, Shiva« und symbolisiert darin den »Zerstörer«.) Daksha hat eine Menge Töchter zu vergeben: 27 heiratet der Mond, 13 andere verheiratet Daksha an den »Schildkrötenmann Kaschyapa«, ein Urwesen. Seine jüngste Tochter aber, Sati, wird Shivas Frau. »Sati« bedeutet »die Rechte, die Ideale« (Sati ist das Vorbild jeder Hindufrau). Daksha richtet ein großes Opferfest aus, zu dem er alle Götter und Heiligen zu einem großen Familienfest einlädt, die ganze Weltfamilie also. Allein Shiva, seinen Schwiegersohn, lädt er nicht ein, da er aus einer niedrigeren Kaste ist. Sati nimmt sich die Kränkung ihres Mannes so zu Herzen, dass sie, um ihren Vater dafür zu strafen und mit Schuld zu beladen, in den Tod geht. Sie ist so traurig über die Verlogenheit ihres Vaters und die Lieblosigkeit in der Welt, dass sie sich ins Feuer stürzt und stirbt. Als Shiva vom Tod seiner Frau erfährt, ist er außer sich vor Schmerz. Er nimmt die tote Frau auf seinen Rücken und geht mit ihr durch die Welt. So vernachlässigt er alles und kümmert sich um nichts mehr. Dadurch gerät die Welt langsam in Unordnung. Brahman (der Schöpfergott) und Vishnu (der Erhaltergott) wollen dem Einhalt gebieten. Sie zerschneiden heimlich den Leib Satis und vergraben die Stücke an verschiedenen Stellen im ganzen Land. Diese begrabenen Teile von Sati werden nun zu Orten der Pilgerschaft.

Es sind jene Orte, an denen die Sehnsucht in das Herz des Menschen wiederkehrt. Diese »Todesstellen« sind die Marmas. Die Marmas bringen die Erinnerung zurück. Wenn man sich erinnert, kann man neu zum Leben kommen, alle Grenzen sind an diesen Stellen zu Fall gebracht. Insgesamt 107 solcher Orte der Pilgerschaft gibt es in Indien, sie werden »sakta pitha« genannt. Oft befinden sie sich an Stellen, wo zwei Hügel nebeneinander aus der Erde ragen (Satis Brüste) oder zwei Flüsse ineinander fließen.

Es sind Stellen, an denen die Sehnsucht bleibt – Orte der Erinnerung an das, was hier geschehen ist. Der Mensch erfährt die Welt. Sie darf für ihn aber nicht in der Erinnerung an das Totmachende verhaftet sein, sonst lebt er nicht in der Realität. Im Ayurveda und im Yoga wird versucht, die einzelnen Marmas (die Einzelstücke der Sati) neu miteinander zu verbinden, so dass damit neues Leben erweckt wird. Oder so: dass das Leben wieder neu und lebendig erfahren werden kann, in seiner Ganzheit, in seiner Fülle.

Die Legende sagt übrigens auch, dass Sati mit dem innigen Wunsch, wieder geboren und mit Shiva vereinigt zu werden, starb. Der Legende nach wurde sie als »Parvati« oder als »Uma«, die »Tochter des Himalaya«, wiedergeboren und gewann durch glühende Askese den Asketen Shiva zum Gemahl.

Marmas sind also auch mit dem Schmerz verbunden. Diese Stellen müssen nicht schmerzen oder schmerzhaft sein, sie sind aber immer sensibel und druckempfindlich. Sie beginnen erst dann zu schmerzen, wenn die innere, ganzheitliche Funktion nicht mehr im Gleichgewicht ist. Ein über die Massage hinausgehendes Ziel ist es, an dieser Stelle nie nur den Schmerz zu beseitigen, sondern auch zu verstehen, *was* aus dem Gleichgewicht gekommen ist und *warum*, um durch rechte Handlung wieder die innere Ordnung herzustellen.

5.1 Die fünf Gewebearten der Marmas und ihre psychosomatische Grundfunktion

Paarweise angelegt sind 96 Marmas, nur sechs Marmas gibt es als zentrale Marmas, und fünf Marmas bilden die Schädelnähte. (Das Herz, das größte Marma, ist zum Beispiel ein Zentralmarma in seiner Funktionsbreite.) Neben der Gruppe der Gefäß-Marmas (Nadi-Marmas) kann man Marmas in folgenden Gewebestrukturen unterscheiden:

○ Gelenk-Marmas (Sandhi-Marmas)
○ Muskel-Marmas (Mamsa-Marmas)
○ Sehnen-Marmas (Snayu-Marmas)
○ Knochen-Marmas (Asthi-Marmas)
○ Blutgefäß-Marmas (Sira-Marmas)

Gelenk-Marmas verbinden Sehnen, Muskeln und Knochen miteinander, die mit der Gesamthaltung zu tun haben. Sie sind Drehpunkte und geben Auskunft über die innere Flexibilität. Die gesunde Funktion eines Gelenks besteht darin, dass es sich ohne Reibung gut bewegen lässt und trotzdem stabil ist. Außerdem muss genügend Gelenkschmiere vorhanden sein. Zu lockere, knirschende oder zu trockene Gelenke weisen beispielsweise auf Vata-Zustände hin, das heißt auf »aufreibende und austrocknende Zustände« im persönlichen Alltag.

Muskel-Marmas stehen im Zusammenhang mit dem Krafthaushalt und der Feinmotorik. In der Muskulatur gibt es Streckmuskeln, die mehr an der Körperoberseite liegen, und Drehmuskeln, die bevorzugt mehr in der Tiefe des Körpers sind. Willentliche Arbeitsleistung kann man gut über die Streckmuskulatur leisten. Die tiefer liegenden Drehmuskeln entziehen sich dem rein willentlichen Zugang. Sie stehen mehr mit Gefühlen, Empfindungen und dem Kreislauf in Verbindung und geben Auskunft über unsere innere Substanz und Bereitschaft. Muskel-Marmas befinden sich genau an Schnittstellen von Geradeaus- und Drehbewegungen und geben daher auch Auskunft über das optimale Zusammenspiel beider Bewegungen. Deshalb melden die Muskel-Marmas Schmerz, wenn man zum Beispiel seinen Krafthaushalt willentlich überzieht, obwohl die Reserven und die innere Bereitschaft dazu längst auf »Stopp« stehen. Die gesunde Funktion von Muskeln besteht in einer Dehn- und Zugfähigkeit, sie sollen weich und nicht zu fest oder gar hart sein.

Sehnen-Marmas geben Auskunft über Sprungkraft und Schnelligkeit. Die Sehnen hängen somit auch mit Kraft- und Arbeitsleistung zusammen. Gesunde Eigenschaften im Sehnenbereich zeigen sich darin, dass die Sehnen entspannt, elastisch und zugkräftig sind. Sie fühlen sich fester als Muskelgewebe an. Verkürzte, harte und zu trockene Sehnen deuten auch auf Pitta- oder Vata-Zustände im momentanen Leben hin, da durch zu viel Aktivität die austrocknenden Prozesse im Gewebe zunehmen. Sehnen verbinden immer Muskeln mit den Knochen oder den Gelenken. Wenn durch eine Überaktivität die Muskeln verkürzt und die Sehnen trockener und kürzer werden, erfolgt dadurch eine größere Zugkraft auf die Knochenverbindungen und die Gelenke.

Als *Knochen-Marmas* bezeichnet man jene Knochen, die mit der Aufrichtung und der Gesamthaltung des Körpers zu tun haben und an denen wichtige Aufrichtemuskeln über Sehnen ansetzen. Knochen-Marmas sollen Stabilität und Halt vermitteln.

Blutgefäß-Marmas hängen mit dem Blutkreislauf und dem Herzen zusammen. Da das Blut mit allen Bereichen des Organismus in Verbindung steht, kann es überallhin Nachrichten bringen bzw. von dort aufnehmen. Hormone, Sauerstoff, aber auch Gefühle und Emotionen haben mit dem Herz-Blutkreislauf zu tun. Menschliche Blutgefäß-Marmas sind stets ganzheitlich zu betrachten und nie nur funktional. Schmerz in einem Blutgefäß-Marma deutet daher immer darauf hin, dass das Verhältnis zwischen Innen- und Außenwelt gestört oder das eigene innere Gleichgewicht aus der Balance geraten ist oder der Betreffende sich in einer Krise befindet.

5.2 Der Zeitaspekt der Marmas

Susruta, der Begründer der chirurgischen Richtung des Ayurveda, war davon überzeugt, dass nach der Beseitigung einer Störung der Zusammenhalt oft wiederhergestellt werden kann. Die 107 Marmas sind jene Stellen des Körpers, an denen man erfahren kann, ob dies möglich ist oder nicht.

Laut Susruta gibt es fünf Arten von Marmas, die anzeigen, auf welche Weise der Zusammenhalt im menschlichen Dasein bei Verletzung verloren geht:

Sadyapranahara-Marmas:
Werden diese Stellen stark verletzt, so ist die Existenz bedroht. Das Wachbewusstsein ist betroffen und in Gefahr. Sadyapranahara-Marmas haben die Eigenschaften des Feuers.

Zu dieser Marma-Zeitkategorie gehören die Zentralmarmas, die Schläfenbeine und wichtige Blutgefäß-Marmas des Halses und des Kopfes.

Kalantara-Marmas:

Kalantara-Marmas geben Auskunft über den Aktivitäts- und Entspannungspegel im Körper. Bei Verletzung sind die assoziativen Kräfte des Tagesbewusstseins sowie des Nachtbewusstseins betroffen, und man sagt, dass diese Stellen »in der Zeit töten«. Wenn nichts dagegen getan wird, baut sich die innerpsychische und innerkörperliche Spannung immer mehr auf. Kalantara-Marmas haben die Eigenschaften des Feuers sowie von Erde und Wasser.

Zu dieser Marma-Zeitkategorie gehören alle Muskel-Marmas und unter anderem die fünf Schädelnähte, die Beckenschaufeln und das Kreuzbein.

Visalyagna-Marmas:

Grundsätzlich entsteht die Bedrohung eines Visalyagna-Marmas dadurch, dass ein »Fremdkörper« in den Körper Eingang gefunden hat und dessen gewaltsame Entfernung zum Tod oder zu einer starken Verletzung führen würde. Der Körper geht eine Art Symbiose mit dem Fremdkörper ein. Dies kann auch auf geistiger Ebene geschehen: Der Fremdzwang wird zum Eigenzwang, bis er von innen heraus überwunden ist. Visalyagna-Marmas haben die Eigenschaften der Luft und des Raumes.

Zu dieser Marma-Zeitkategorie gehören zum Beispiel »die Mitte der Stirn« (Blutgefäß-Marma) und die Sehnen-Marmas an den Schläfen. Hier kann eine gewaltige Spannung des Gewebes im Schläfenbereich so lange als schmerzhaft empfunden werden, bis die innere Bedrängung überwunden ist.

Vaikalyakara-Marmas:

Eine Bedrohung in diesen Marmas bringt eine Deformierung in lebenswichtigen Abläufen mit sich, zum Beispiel in der persönlichen »Zeitwaage« (Habe ich viel oder wenig Zeit?), der Kopfhaltung oder des Gesichtsausdrucks. Die Bedrohung zielt auf den Schlafzustand des Menschen und auf sein Bewusstsein in der Nacht. Vaikalyakara-Marmas haben die Eigenschaften des Wassers und der Erde. Sie wirken längerfristig.

Zu dieser Marma-Zeitkategorie gehören alle Gelenk-Marmas, außer den Hand- und Fußgelenken, und zum Beispiel die Schulterblätter der Knochen-Marmas.

Rujakara-Marmas:

Eine Verletzung dieser Marmas verursacht große Schmerzen. Es werden wandernde und schwer bestimmbare Schmerzen hervorgerufen. Rujakara-Marmas haben die Eigenschaften von Feuer und Luft.

Zu dieser Marma-Zeitkategorie gehören beispielsweise die Hand- und Fußgelenke.

Die fünf Zeitdimensionen der Marmas

Sadyapranahara – Sofortiger Verlust des Bewusstseins
Kalantara – Langsames Herannahmen des Todes
Visalyagna – Ein Fremdkörper nistet sich ein
Vaikalyakara – Deformierung lebenswichtiger Abläufe
Rujakara – Erhöhte Schmerzempfindlichkeit

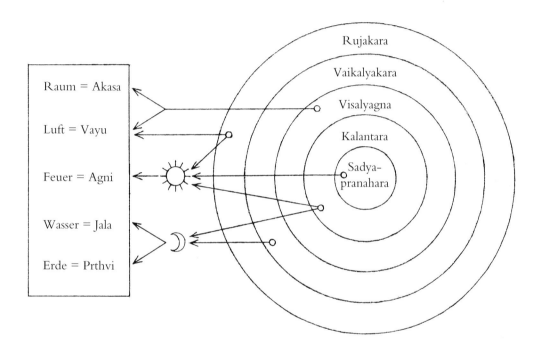

Susruta versteht unter der Bedrohung eines Marmas, dass eine konkrete körperliche Stelle im Organismus in seiner ganzen Funktionsbreite getroffen ist. Ist eine solche Stelle verletzt, so ist damit auch der persönliche »Erlebnishorizont« in Mitleidenschaft gezogen: Der betreffende Mensch wird sich und die Umwelt anders wahrnehmen. Im Ayurveda und im Yoga möchte man die »Fülle der Erlebnis- und Wahrnehmungsfähigkeit« in den Marmas bewahren bzw. wiederherstellen. Beispiel: Im Falle einer Sadyapranahara-Bedrohung ist die reflexive Fähigkeit des Menschen bedroht. Oder bei einer Verletzung des Herzens oder wichtiger Blutgefäß-Marmas ist die Empfindungsfähigkeit und die Einfühlsamkeit in Lebensprozesse eingeschränkt.

5.3 Die Marmas in der Ayurvedischen Grundmassage

Die in diesem Buch vorgestellte Ayurvedische Grundmassage beeinflusst jene Marmas, die in den Abbildungen auf den Seiten 71 und 72 aufgezeigt sind.

Sadyapranahara-Marmas:
»Krone des Kopfes, Herrscher« (Adhipati) – Gelenk-Marma
Schläfenbeine (Sankhas) – Knochen-Marmas
Mitte der Stirn, »Statthalter« (Sthapani) – Blutgefäß- und Visalyagna-Marma
Nabel (Nabhi) – Blutgefäß-Marma

Kalantara-Marmas:
»Wachstum der Brust« (Stanarohita) – Muskel-Marmas
»Sitz der Kraft« (Indravasti) – Muskel-Marmas in den Unterarmen und Waden
»Herz der Hand« und »Herz des Fußes« (Talahrdaya) – Muskel-Marmas
»Die Schnelle« (Ksipram) – Sehnen-Marmas zwischen »Daumen und Zeigefinger« und »Großzehe und zweiter Zehe«
»Die Größen des Rückens« (Brhatis) – Blutgefäß-Marmas
Rand der Beckenschaufeln (Nitamba) – Knochen-Marmas
Kreuzbein (Katikataruna) – Knochen-Marmas

Visalyagna-Marmas:
Mitte der Stirn, »Statthalter« (Sthapani) – Blutgefäß- und Sadyapranahara-Marma

Vaikalyakara-Marmas:
»Die Weiten« (Urvis) – Blutgefäß-Marmas an den Oberarmen und an den Oberschenkeln
Äußere Augenwinkel (Apanga) – Blutgefäß-Marmas
Ansatzstellen der großen Oberschenkelmuskeln (Ani) – Sehnen-Marmas
Knie (Janu) – Gelenk-Marmas
Nasenflügel, »Brille der Kobra« (Phanas) – Blutgefäß-Marmas
Schulterblätter (Amsaphalaka) – Knochen-Marmas
Atlantoaxialgelenk (Krkatika) – Gelenk-Marma

Rujakara-Marmas:
Knöchel (Gulpa) – Gelenk-Marmas

Marma-Tafel für die Ayurvedische Grundmassage – Vorderseite

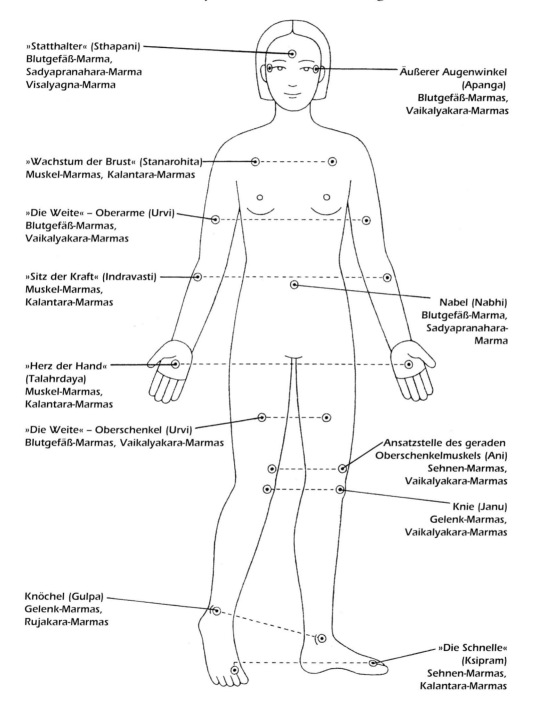

»Statthalter« (Sthapani)
Blutgefäß-Marma,
Sadyapranahara-Marma
Visalyagna-Marma

Äußerer Augenwinkel
(Apanga)
Blutgefäß-Marmas,
Vaikalyakara-Marmas

»Wachstum der Brust« (Stanarohita)
Muskel-Marmas, Kalantara-Marmas

»Die Weite« – Oberarme (Urvi)
Blutgefäß-Marmas,
Vaikalyakara-Marmas

»Sitz der Kraft« (Indravasti)
Muskel-Marmas,
Kalantara-Marmas

Nabel (Nabhi)
Blutgefäß-Marma,
Sadyapranahara-
Marma

»Herz der Hand«
(Talahrdaya)
Muskel-Marmas,
Kalantara-Marmas

»Die Weite« – Oberschenkel (Urvi)
Blutgefäß-Marmas, Vaikalyakara-Marmas

Ansatzstelle des geraden
Oberschenkelmuskels (Ani)
Sehnen-Marmas,
Vaikalyakara-Marmas

Knie (Janu)
Gelenk-Marmas,
Vaikalyakara-Marmas

Knöchel (Gulpa)
Gelenk-Marmas,
Rujakara-Marmas

»Die Schnelle«
(Ksipram)
Sehnen-Marmas,
Kalantara-Marmas

Marma-Tafel für die Ayurvedische Grundmassage – Rückseite

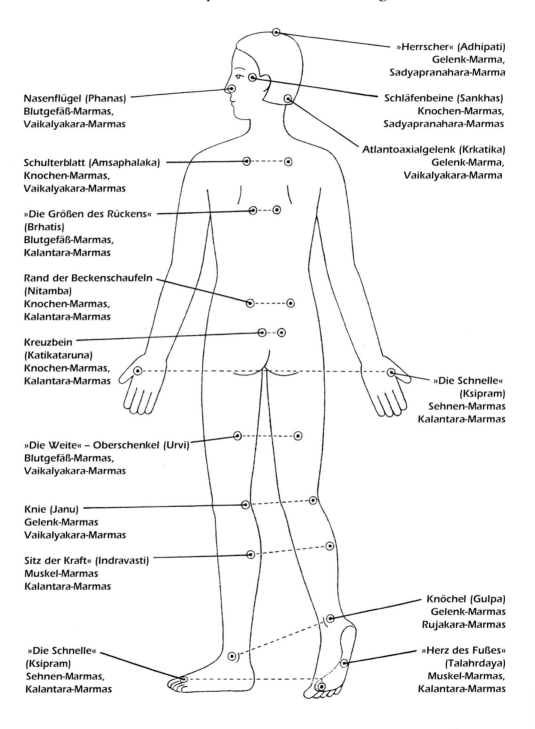

»Herrscher« (Adhipati)
Gelenk-Marma,
Sadyapranahara-Marma

Nasenflügel (Phanas)
Blutgefäß-Marmas,
Vaikalyakara-Marmas

Schläfenbeine (Sankhas)
Knochen-Marmas,
Sadyapranahara-Marmas

Atlantoaxialgelenk (Krkatika)
Gelenk-Marma,
Vaikalyakara-Marma

Schulterblatt (Amsaphalaka)
Knochen-Marmas,
Vaikalyakara-Marmas

»Die Größen des Rückens«
(Brhatis)
Blutgefäß-Marmas,
Kalantara-Marmas

Rand der Beckenschaufeln
(Nitamba)
Knochen-Marmas,
Kalantara-Marmas

Kreuzbein
(Katikataruna)
Knochen-Marmas,
Kalantara-Marmas

»Die Schnelle«
(Ksipram)
Sehnen-Marmas
Kalantara-Marmas

»Die Weite« – Oberschenkel (Urvi)
Blutgefäß-Marmas,
Vaikalyakara-Marmas

Knie (Janu)
Gelenk-Marmas
Vaikalyakara-Marmas

Sitz der Kraft« (Indravasti)
Muskel-Marmas
Kalantara-Marmas

Knöchel (Gulpa)
Gelenk-Marmas
Rujakara-Marmas

»Die Schnelle«
(Ksipram)
Sehnen-Marmas,
Kalantara-Marmas

»Herz des Fußes«
(Talahrdaya)
Muskel-Marmas,
Kalantara-Marmas

II.
Die Praxis der Ayurvedischen Grundmassage

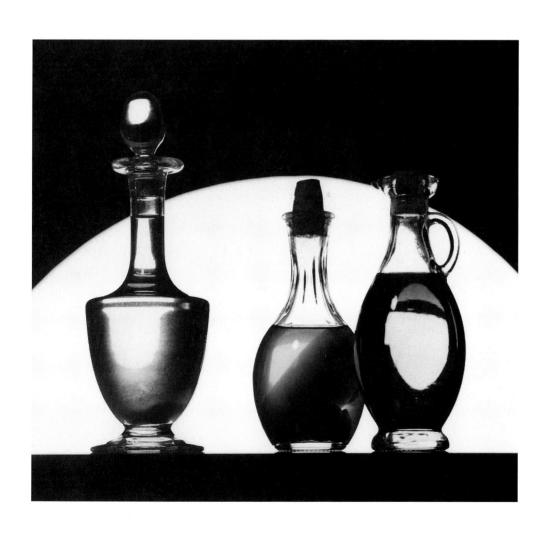

1. Vorbehandlung

Die in diesem Buch dargestellte Ayurvedische Grundmassage ist eine Entlastungsmassage und in erster Linie bestimmt für gesunde, erwachsene Menschen, die sich gegenseitig massieren möchten – ein unterstützendes Mittel zur Gesundheitsvorsorge. In einem vorliegenden Krankheitsfall (s. S. 25) sollte die Massage nicht ausgeführt werden, es sei denn, es wurde vorher ärztlich abgeklärt. Wenn Sie zu dem Personenkreis gehören, der diese Massage als Erweiterung der eigenen Massagepraxis verwenden möchte, halten Sie sich bitte an die entsprechenden Vorsichtsmaßnahmen.

1.1 Vorbereitung

Bevor Sie mit der Massage beginnen, ist es wichtig, verschiedene Aspekte zu beachten (s. S. 25 ff.). Ist der Raum, in dem Sie massieren, so gestaltet, dass Sie beide sich wohl fühlen können? Der Raum sollte ruhig, sauber, gut gelüftet und erwärmt sein. Das Licht sollte nicht blenden. Wenn Sie auf der Liege massieren, ist es wichtig, dass die Liege von allen Seiten zugänglich ist. Die Höhe der Liege ist so einzustellen, dass es für Sie bei der Massage nicht zu anstrengend wird. Wenn Sie auf dem Boden massieren, sollten Sie dafür sorgen, dass eine entsprechende Unterlage vorbereitet ist. Die Unterlage sollte warm und ausreichend weich sein und wegen der Behandlung mit Öl auch waschbar. Legen Sie auch Tücher bereit, die Sie im Bedarfsfall als Unterstützung für Beine, Kopf oder Bauch verwenden können, ebenso eine Decke zum Zudecken.
Die Öle, die Sie verwenden (s. S. 51 ff. und S. 56 ff.), sollten auf jeden Fall etwas wärmer sein als die Raumtemperatur. Es ist günstig, das Öl auf einem Stövchen warm zu halten.
Ziel der Ayurvedischen Massage ist die Zufriedenheit im Sinne von »Satt-Sein«. Das Wort »Ayurveda« beinhaltet das Wort »Ayus«, was so viel bedeutet wie »Zusammenhalt«. Somit ist die Ayurvedische Massage auch ein unterstützendes Mittel, um den Zusammenhalt im Körper wiederherzustellen.
Um dies zu ermöglichen, ist es auch sehr wichtig, dass zwischen Ihnen und der zu massierenden Person eine gute Verbindung besteht oder hergestellt wird.

1.2 Einführendes Gespräch

Ein einführendes Gespräch zwischen Ihnen und der zu massierenden Person ist vor Beginn der Massage wichtig, damit wirkliche Kommunikation entsteht und anschließend eine Kurzdiagnose möglich ist. Sowohl Sie als auch die zu massierende Person sollten wissen, auf was Sie sich einlassen. Die wesentlichsten Punkte, die Sie dabei beachten sollten, sind (vergleichen Sie hierzu Seite 31 f.):

Was für einen Menschen haben Sie vor sich? Wie ist die Gesamthaltung und die Grundnatur?
○   Ist er kräftig oder eher zart?
○   Ist die Haut trocken und rau oder weich und glänzend?
○   Ist die Haut warm oder kühl?

Was möchte die zu massierende Person, und was braucht sie?
○   Anregendes oder Beruhigendes?
○   Wärmendes oder Kühlendes?
○   Viel Druck oder wenig Druck?
○   Schnelle oder langsame Massagebewegungen?

Wie ist die momentane Stimmung und Situation?
○   Freudig oder niedergeschlagen?
○   Ausgeschlafen oder müde?
○   Zufrieden oder ärgerlich? (Es hat wenig Sinn zu massieren, wenn Sie oder die zu massierende Person ärgerlich sind.)

Wie ist der Zeitfaktor?
○   Wie viel Zeit haben Sie selbst?
○   Wie viel Zeit hat die zu massierende Person? (Beide Beteiligten sollten genügend Zeit zur Verfügung haben.)
○   Welche Tageszeit?
○   Welche Jahreszeit?

Was ist die zu massierende Person bereit anzunehmen?
○   Möchte sie eine Ganzkörpermassage oder nur eine Teilmassage?
○   Inwieweit kann sie ihre Sinne öffnen für die Massage?

Was können Sie geben?
○   Wie kräftig fühlen Sie sich?
○   Wie können Sie sich auf den zu Massierenden mit all Ihren Sinnen einlassen?

1.3 Kurzdiagnose

Wenn alle Kriterien, die gegen eine Massage sprechen, ausgeräumt sind, können Sie eine kurze Diagnose stellen, entsprechend dem Ergebnis des Vorgespräches. Die Kurzdiagnose wird sich hauptsächlich nach der entsprechenden Grundnatur der zu massierenden Person und ihrer momentanen Verfassung, Stimmung und Situation richten.

Sprechen Sie dann darüber, welche Art von Massage Sie aufgrund der erhaltenen Informationen für angebracht halten. Erklären Sie, warum Sie zu diesem Ergebnis gekommen sind, warum Sie zum Beispiel zu einer anregenden oder beruhigenden Massage raten, warum Sie mit mehr oder weniger Druck arbeiten werden, warum Sie mehr Kühlendes oder mehr Erwärmendes vorschlagen. Halten Sie sich dabei an die auf Seite 28 ff. angeführten Ausführungen.

Wenn die zu massierende Person damit einverstanden ist, können Sie zu einem gerade in der Ayurvedischen Massage sehr wichtigen Bereich übergehen: zur Auswahl des Öls, mit dem Sie massieren werden.

1.4 Ölauswahl

Wie bereits auf Seite 51 ff. ausgeführt, ist die Auswahl des Öls sehr wichtig. Welche Art von Öl und welche Menge verwendet wird, ist immer eine subjektive Angelegenheit. Die Ölauswahl ist sehr stark abhängig von der Grundnatur und der Situation der zu massierenden Person, aber auch vom Geruch, von der Farbe, vom Geschmack oder der Konsistenz des Öls. Wichtig ist, dass die Öle nicht präpariert sind. Sie sollten nur naturbelassene, kaltgepresste Öle verwenden. Wenn nicht bekannt ist, wie die Öle präpariert oder gemischt wurden, ist die Wirkungsweise schwer zu beurteilen. Das Öl ist Nahrung. Es muss im wahrsten Sinne des Wortes auch schmecken, und man muss es riechen können (das gilt auch für Sie als Massierende). Das Öl wird aufgenommen über unser Sinnesorgan Haut, gelangt in den Kreislauf und muss wie jede andere Nahrung im Körper verdaut werden. Dementsprechend ist es wieder wichtig, was mit der Massage bewirkt werden soll. Aus diesem Grund soll auch berücksichtigt werden, wie das Öl wirkt, wenn es verdaut ist.

Die Beurteilung des Öls geschieht bevorzugt auf dem Handrücken. Lassen Sie das ausgewählte Öl kurze Zeit einwirken, und fragen Sie die zu massierende Person, wie es sich für sie anfühlt. Was bewirkt es auf der Haut, welche Eigenschaften bleiben übrig? Gegebenenfalls können Sie auch etwas Öl schmecken und riechen lassen.

1.5 Kontaktaufnahme – Massagebeginn

Nachdem nun alle nötigen Vorbereitungen getroffen wurden und auch das ausgesuchte Öl genügend erwärmt ist, lassen Sie die zu massierende Person sich so weit wie für die Massage nötig ausziehen und auf dem vorbereiteten Massageplatz oder der Massageliege auf den Rücken legen. Unterstützen Sie den Körper, wie auf Seite 80 beschrieben, und sorgen Sie dafür, dass er schön warm zugedeckt ist. Nehmen Sie dann mit Ihren beiden Händen ohne Öl Kontakt mit den beiden Fußsohlen der zu massierenden Person auf. Dieser Kontakt ist auch dann wichtig, wenn Sie nur eine Teilmassage machen. Halten sie die Füße einen Moment, damit Sie beide Zeit haben, sich auf die Massage einzustellen. Nach diesem Kontakt können Sie mit der Massage beginnen. Stellen Sie das Öl in Reichweite, und nehmen Sie je nach Art der Massage eine bequeme Position ein. Bei einer ayurvedischen Ganzmassage beginnen Sie die Massage an den Füßen. Das Massieren des Körpers von den Fußsohlen aufwärts aktiviert die Venen und unterstützt den Rückfluss des Blutes zum Herzen.

2. Die Ayurvedische Grundmassage und ihre Marmas – in der Bodenlage

Beschreibung der Sitzposition

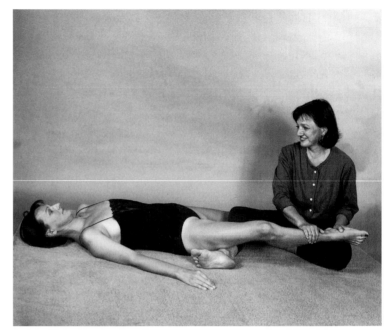

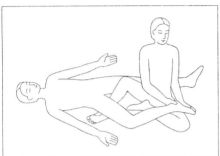

Die massierende, sitzende Person:
Grundposition ist zwar der Schneidersitz. Wichtiger ist aber, dass Sie für sich eine bequeme und entlastende Sitzposition finden. Dies kann direkt auf dem Boden sitzend sein oder auf einem Kissen oder einer Decke. Ihr linkes Bein ist eingeschlagen und unterstützt den rechten Unterschenkel und den Fuß des zu Massierenden. Ihr rechtes Bein liegt leicht angewinkelt unter seinem rechten Bein und unterstützt den Oberschenkel. Somit ist gewährleistet, dass das rechte Bein der zu massierenden Person entlastet ist und Sie sich gut bewegen können, was das Massieren wesentlich erleichtert.

Die oben gezeigte Position ist eine gute Möglichkeit, wenn Sie im Schneidersitz sitzen können. Sie sitzen dabei stabil und haben trotzdem eine gute Bewegungsmöglichkeit für Ihre Arme und Ihren Oberkörper, so dass Ihr ganzer Körper beim Massieren mitschwingen kann.

Die zu massierende, liegende Person:
Die zu massierende Person liegt bequem mit dem Rücken auf dem Boden und sollte es warm haben. Die Unterlage sollte nicht zu weich, aber auch nicht zu hart sein. Bei Bedarf kann ein kleines Kissen oder ein zusammengelegtes Handtuch unter den Kopf/Nacken gelegt werden. Manchmal ist es ratsam, auch den unteren Rücken zu unterstützen. Die nicht zu massierenden Körperbereiche können mit einem wärmenden Tuch zugedeckt werden.
Massieren Sie je nach Situation und Bedürfnis der zu massierenden Person mit mehr oder weniger Druck bzw. schneller oder langsamer. Achten Sie darauf, wie viel Druck vertragen wird und ob mehr Bedürfnis nach Anregung oder Beruhigung besteht. Grundsätzlich ist es wichtig, immer mit dem anderen zu kommunizieren.

Fußsohle – Kontaktaufnahme

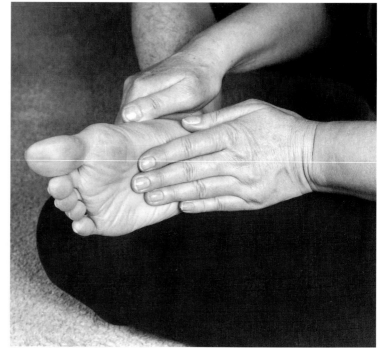

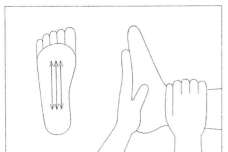

Die Ganzkörpermassage wird mit einem Reiben der Fußsohle begonnen. Beginnen Sie mit dem rechten Fuß. Verreiben Sie etwas von dem vorbereiteten Öl in Ihren Händen, und verteilen Sie es auf der Fußsohle. Mit der rechten Hand halten Sie den Fuß und reiben mit Ihrer linken Handfläche mit langen, streichenden Bewegungen einige Male die Fußsohle von der Ferse zu den Zehen und wieder zurück. Je nach Bedürfnis langsamer oder schneller. Schnelles Reiben steigert die Blutzirkulation.

Wiederholen Sie dieses Reiben der Fußsohle, bis der Fuß gut durchblutet ist, aber nicht öfter als insgesamt 20-mal.

Fußsohle – Massagegriff für das Muskel-Marma »Herz des Fußes« (Talahrdaya)

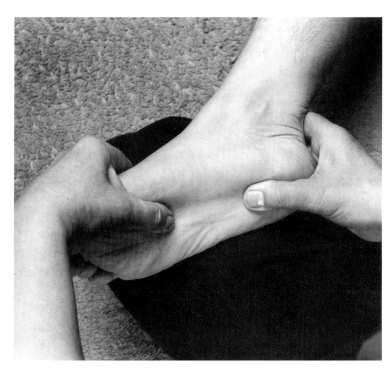
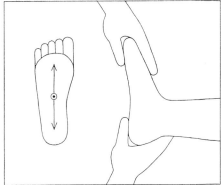

Fassen Sie mit der linken Hand die Zehen des Fußes von oben, mit der rechten Hand die Ferse, wobei die beiden Daumen in der Mitte der Fußsohle liegen. Hier befindet sich das Muskel-Marma »Herz des Fußes« (Talahrdaya). Dieses Muskel-Marma ist der Schnittpunkt der oberflächlichen Streckmuskeln mit den tieferliegenden Drehmuskeln. Es gibt Auskunft darüber, ob die Laufreflexe in der Fußsohle beruhigt bzw. angeregt werden sollen.

Massieren Sie mit leichtem bis starkem Druck von dieser Stelle aus mit beiden Daumen nach außen. Der linke Daumen bewegt sich zu den Zehen, der rechte Daumen zur Ferse. Achten Sie darauf, dass dabei die Zehen nicht nach oben gebogen werden.

Machen Sie diesen Griff fünfmal.

Fußrücken – Massagegriff für das Sehnen-Marma »Die Schnelle« (Ksipram) und für die Zwischenräume der Mittelfußknochen

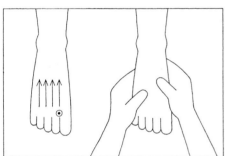

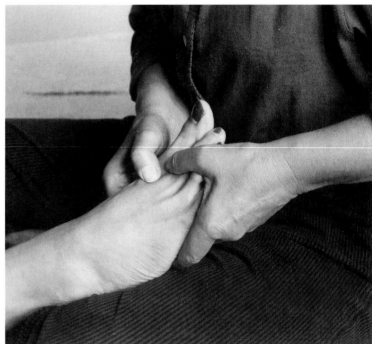

Umfassen Sie den Fuß mit beiden Händen. Dabei liegen die Finger als Stütze an der Fußsohle und die beiden Daumen auf dem Fußrücken am Zehenansatz. Beginnen Sie mit der Massage am Zwischenraum zwischen großer und zweiter Zehe. Hier befindet sich das Sehnen–Marma »Die Schnelle« (Ksipram). Es gibt Auskunft über schnelle Reaktionen in den Beinen. Durch diesen Massagegriff können die Sprungreflexe beruhigt oder angeregt werden.

Massieren Sie abwechselnd mit beiden Daumen und leichtem Druck an den Zehenzwischenräumen vom Zehenansatz nach oben Richtung Fußgelenk. Ein Daumen folgt dem anderen.

Massieren Sie jeden Zwischenraum zwei- bis dreimal.

Mittelfuß – Verbindung herstellen zwischen dem Muskel-Marma »Herz des Fußes« (Talahrdaya) und dem Sehnen-Marma »Die Schnelle« (Ksipram)

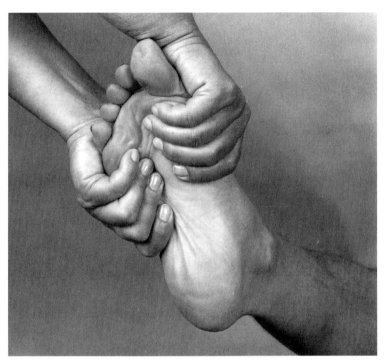
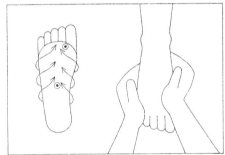

Umfassen Sie den Fuß mit beiden Händen. Die Daumenballen liegen auf dem Fußrücken und die Finger an der Fußsohle zwischen Ferse und Fußgewölbe. Massieren Sie mit den Daumenballen und den Daumen von der Mitte des Fußrückens hin zu den Fußrändern mit kräftigen, halbrunden Bewegungen. Die unteren Finger bewegen sich gleichzeitig zur Mitte des Fußgewölbes. Die Massage verläuft von den Zehen Richtung Fußgelenk in drei bis vier Griffen. Dabei werden das Muskel-Marma »Herz des Fußes« (Talahrdaya) und das Sehnen-Marma »Die Schnelle« (Ksipram) entlastet.
Diese Massage vermittelt ein Gefühl des Knetens.
Machen Sie diesen Ablauf dreimal.

Fußgelenk – Massagegriff für das Gelenk-Marma des Knöchels (Gulpa)

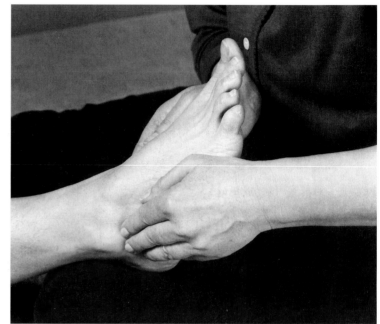

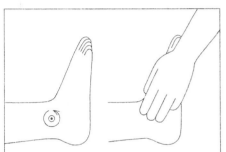

Legen Sie Ihre Hände rechts und links vom Fuß an die Knöchel. Die Daumen liegen auf dem Fußrücken, während Sie mit den Fingerkuppen von Zeige-, Mittel- und Ringfinger in kreisenden Bewegungen um die Knöchel massieren. Sie beginnen mit der kreisenden Bewegung an der Vorderseite des Knöchels und massieren über die Rückseite nach vorne. Hier kann das Gelenk-Marma des Knöchels (Gulpa) belebt oder beruhigt und damit stabilisiert werden.
Machen Sie den Massagegriff bis zu zehnmal.

Unterschenkel – Massagegriff zur Entlastung des Muskel-Marmas »Sitz der Kraft« (Indravasti)

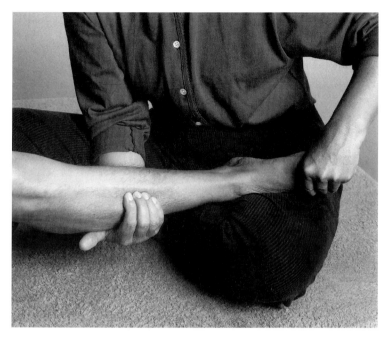
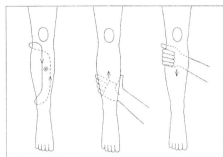

Halten Sie nun den Fuß mit Ihrer linken Hand von oben, so dass Ihre Finger über den Zehen liegen und der Daumen den Fußballen stützt.

Massieren Sie mit der rechten Hand den Wadenmuskel vom Fußgelenk bis knapp unterhalb der Kniekehle. Dort drehen Sie Ihre Hand so weit nach außen, dass Ihre Fingerkuppen zum Schienbein kommen. Massieren Sie mit den Fingerkuppen neben der Außenkante des Schienbeins nach unten, bis Sie wieder oberhalb des Fußgelenks angelangt sind. Drehen Sie Ihre Hand wieder in die Ausgangsposition, und beginnen Sie erneut, den Wadenmuskel nach oben zu massieren. Bei diesem Massagegriff wird hauptsächlich das Muskel-Marma »Sitz der Kraft« (Indravasti) angesprochen. Da es sich um einen sehr schmerzempfindlichen Bereich handelt, sollten Sie hier sehr vorsichtig mit Druck umgehen. Das »Indravasti« ist am Ende des Zwillingswadenmuskels, beim Übergang zur Achillessehne, zu spüren.

Machen Sie diesen Griff fünfmal.

Knie – Beschreibung der Sitzposition

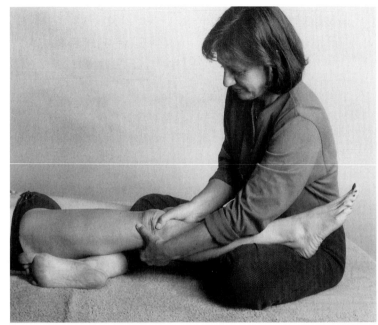

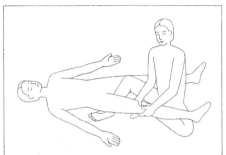

Bei der Massage des Kniegelenks ist das Bein der zu massierenden Person ausgestreckt, das Knie zeigt dabei nach oben. Achten Sie darauf, dass das Knie oberhalb der Kniekehle von Ihrem eigenen Bein gut unterstützt wird.

Knie – Massagegriff für das Gelenk-Marma des Knies (Janu) und das Sehnen-Marma vom geraden Oberschenkelmuskel (Ani)

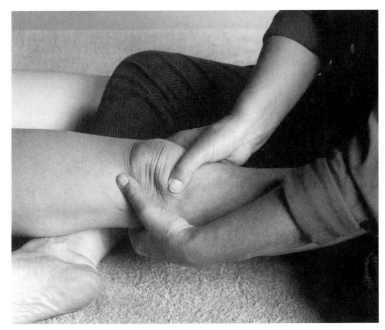
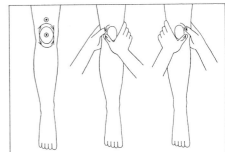

Beginnen Sie mit der Massage des Kniegelenks immer seitlich der Kniescheibe. Beim rechten Bein somit auf der linken Seite. Halten Sie das Knie seitlich mit beiden Händen. Die Finger liegen weich unter der Kniekehle, wobei die beiden Daumen an der linken Seite der Kniescheibe etwas zueinander versetzt sind. Der linke Daumen bewegt sich im Bogen um die Kniescheibe nach unten; gleichzeitig bewegt sich der rechte Daumen gegenläufig nach oben. Auf der rechten Seite der Kniescheibe treffen sich beide Daumen wieder. Der linke Daumen bewegt sich nun weiter im Bogen nach oben, der rechte Daumen nach unten, bis sich beide Daumen wieder an der linken Seite treffen.

Üben Sie jeweils oberhalb der Kniescheibe etwas Druck aus, um so das Sehnen-Marma des geraden Oberschenkelmuskels mit einzubeziehen und zu entlasten. Durch diesen Massagegriff können Sie das Kniegelenk stabilisieren und Lebendigkeit und Entlastung für die Kniescheibe ermöglichen.

Machen Sie diese Massagebewegung zehnmal.

Oberschenkel – Massagegriff für das Blutgefäß-Marma »Die Weite« (Urvi)

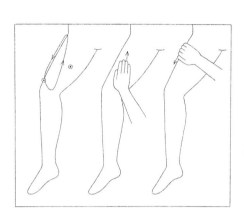
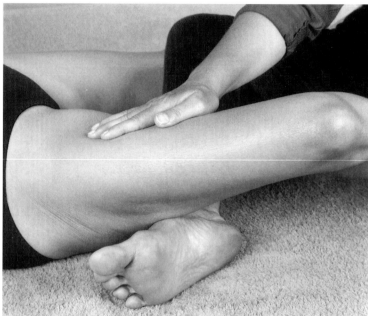

Beim Massieren des Oberschenkels wird das Bein der zu massierenden Person wieder gebeugt und von Ihrem eigenen rechten Bein gut unterstützt. Dabei hält Ihre linke Hand den rechten Fuß der zu massierenden Person. Mit Ihrer rechten Hand beginnen Sie an der Innenseite des Oberschenkels (am schrägen Schneidermuskel), etwas oberhalb vom Kniegelenk. Massieren Sie nun mit der ganzen Handfläche schräg nach oben zur Vorderseite des Oberschenkels, Richtung Hüftgelenk.

Unterhalb vom Hüftgelenk drehen Sie Ihre Hand, so dass Sie den Oberschenkelmuskel gut in der Hand haben, und massieren mit mehr Druck Richtung Knie zum Sehnen-Marma »Ani« (siehe folgendes Foto, Seite 91). Hier drehen Sie Ihre Hand wieder Richtung Innenseite des Oberschenkels und beginnen von vorne.

Oberschenkel – Massagegriff für das Blutgefäß-Marma »Die Weite« (Urvi)

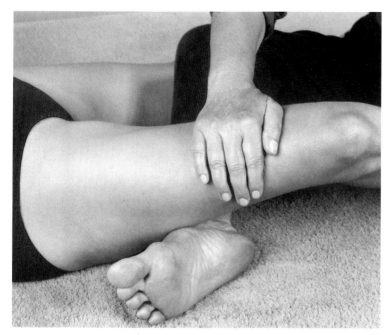
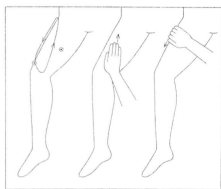

Je nach Druck und Schnelligkeit der Massage kann die Oberschenkelmuskulatur angeregt oder beruhigt werden. Dadurch wird indirekt das Blutgefäß-Marma »Urvi« beeinflusst und somit der Kreislauf.
Machen Sie diesen Ablauf fünfmal.

Wenn Sie mit der Massage des rechten Beines fertig sind, decken Sie das Bein warm zu und wechseln zum linken Bein. Beginnen Sie mit der Massage des linken Fußes (analog der Beschreibung ab Seite 82).

Bauch – Massagegriff für das Blutgefäß-Marma des Nabels (Nabhi) und den Darmbereich

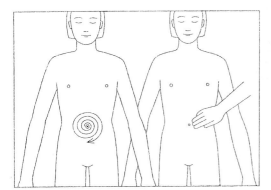
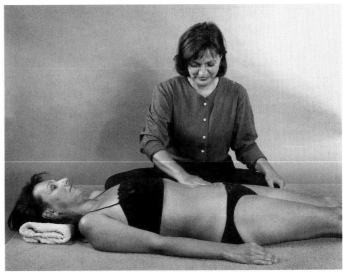

Beginnen Sie mit der Massage am Bauch. Dazu setzen Sie sich bequem seitlich neben die zu massierende Person, deren Beine ausgestreckt sind und bei Bedarf mit einem Handtuch oder Kissen unter den beiden Kniekehlen unterstützt werden. Nehmen Sie zuerst Kontakt auf, indem Sie Ihre beiden Hände kurz auf den Bauch legen. Der Nabel (Nabhi) ist ein zentrales Blutgefäß-Marma und ebenso wie der Darm ein sehr sensibler Bereich. Durch die Massage wird sowohl auf den Kreislauf als auch auf die Verdauungsfunktion des Darms eingewirkt.

Die Bauchmassage deshalb bitte *nicht durchführen:* direkt nach dem Essen (frühestens etwa zwei Stunden danach), während der Menstruation, während der Schwangerschaft, bei Schmerzen im Bauchbereich.

Für die Massage gießen Sie warmes Öl in den Nabel, bis dieser voll ist, und verteilen es langsam, im Uhrzeigersinn kreisend, von der Nabelgegend ausgehend über den gesamten Bauchbereich.

Massieren Sie nun im Uhrzeigersinn den Bauch vom Nabel beginnend mit leichten, größer werdenden, kreisenden Bewegungen. Mit kleiner werdenden Kreisen massieren Sie dann zum Nabel zurück. Der Druck kann je nach Verträglichkeit verstärkt werden.

Machen Sie diese Bauchmassage fünfmal.

Bauch – Massagegriff für die tieferliegenden schrägen und queren Bauchmuskeln

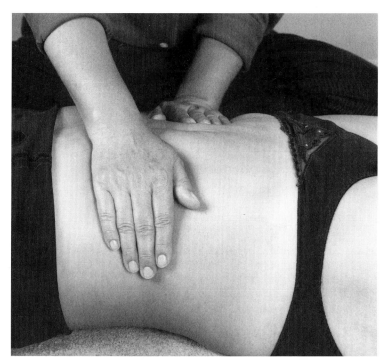
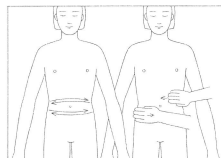

Massieren Sie gleichzeitig mit beiden Händen von der rechten bzw. linken Körperaußenseite zur Mitte und weiter zur gegenüberliegenden Seite. Die Hände bewegen sich dabei in der Bauchmitte aufeinander zu und entfernen sich voneinander zu den Seiten hin.

Durch diese Massage werden die tieferliegenden Muskeln des Bauches angesprochen.

Massieren Sie fünfmal im Wechsel, das heißt, jede Hand massiert fünfmal in beide Richtungen.

Brustkorb – Massagegriff für das Muskel-Marma »Wachstum der Brust« (Stanarohita)

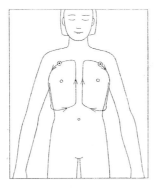
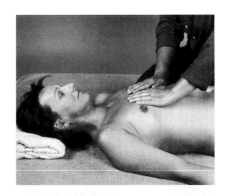

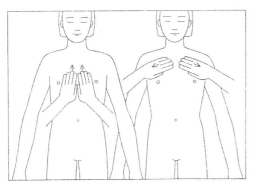
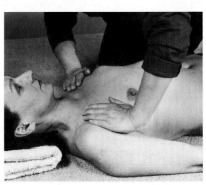

Knien Sie sich seitlich neben die zu massierende Person in Brustkorbhöhe, so ist es weniger anstrengend, weil Ihr Oberkörper beim Massieren gut mitschwingen kann. Verteilen Sie genügend Öl über den Brustkorb, so dass die Hände gut gleiten (dies ist vor allem bei Männern mit Brustbehaarung wichtig).

Beginnen Sie die Massage, indem Sie mit beiden Händen rechts und links am unteren Bereich des Brustbeins ansetzen und nach oben Richtung Schlüsselbein massieren (Foto oben). Wo das Brustbein mit dem Schlüsselbein zusammentrifft, drehen Sie Ihre Hände quer und massieren unterhalb vom Schlüsselbein nach außen Richtung Achselhöhlen (Foto unten).

Diese Muskel-Marmas werden als »Wachstum der Brust« (Stanarohitas) bezeichnet und sind Schnittpunkte der großen Brustmuskeln mit den tieferliegenden kleinen Brustmuskeln. Hier findet die Koordination der rhythmischen Bewegungen der Atmung mit der Tätigkeit der Armmuskeln statt.

Brustkorb – Massagegriff für das Muskel-Marma »Wachstum der Brust« (Stanarohita)

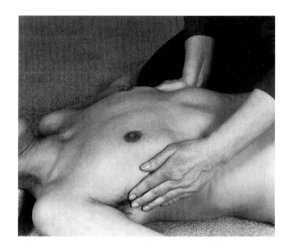

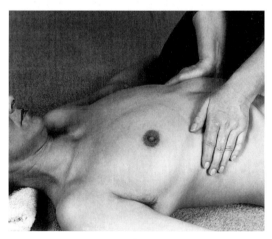

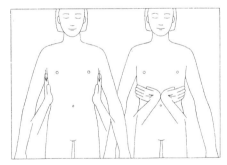

Bevor Sie die Achselhöhle erreichen, drehen Sie Ihre Hände wieder und massieren seitlich an der Brust vorbei die Flanken nach unten (Foto oben). Im Bereich der freien Rippen massieren Sie zum Abschluss nach innen, zum unteren Ansatz des Brustbeins (Foto unten).

Es ist gut, mit der Atmung der zu massierenden Person zu arbeiten: Beginnen Sie, mit der Ausatmung nach oben und zur Seite zu massieren, mit der Einatmung dann die Flanken seitlich nach unten und zurück zum Brustbein.

Machen Sie den Ablauf fünfmal.

Arme – Beschreibung der Sitzposition

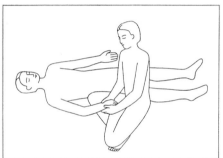

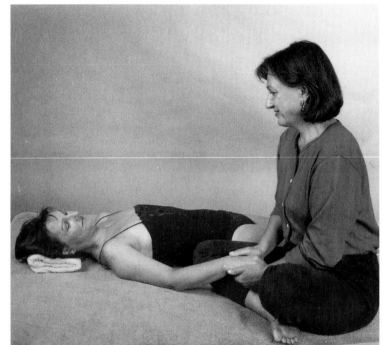

Die Massage der Arme beginnt bei der rechten Hand.
Setzen Sie sich so, dass der Oberarm der zu massierenden Person bequem auf der Unterlage liegt und Sie die Hand gut halten können.

Hand – Massagegriff für das Muskel-Marma »Herz der Hand« (Talahrdaya)

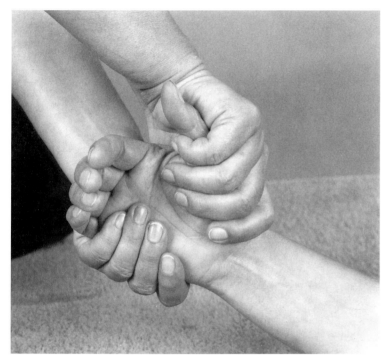

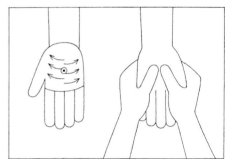

Nehmen Sie die rechte Hand der zu massierenden Person so in Ihre beiden Hände, dass Ihre Daumen und Daumenballen auf dem Handrücken liegen und die vier Finger an der Handinnenfläche.

Massieren Sie nun mit leichtem Druck die Handinnenfläche abwechselnd mit den vier Fingern Ihrer rechten und linken Hand von der Mitte der Handfläche nach außen. Die Daumen und Daumenballen gleiten am Handrücken mit.

Hierbei wird das Muskel-Marma »Herz der Hand« *(Talahrdaya)* entlastet. Dieses Muskel-Marma ist der Schnittpunkt der Beuge- und Streckbewegungen der Finger und der Hand. Es gibt Auskunft darüber, ob die Greifreflexe in der Hand angeregt oder beruhigt werden sollen.

Massieren Sie jeweils fünfmal auf jeder Seite.

Hand – Massagegriff für das Sehnen-Marma »Die Schnelle« (Ksipram)

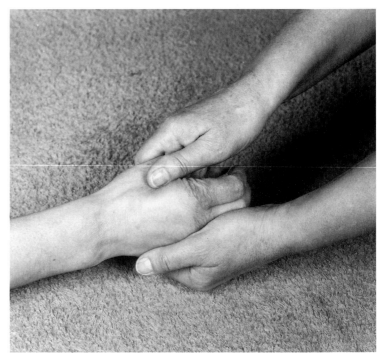

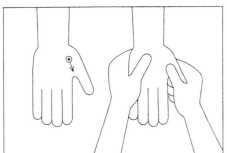

Halten Sie mit Ihrer linken Hand die rechte Hand der zu massierenden Person, wie auf Seite 97 beschrieben. Mit Ihrer rechten Hand massieren Sie in kräftigen Bewegungen von der Handwurzel ausgehend den Zwischenraum von Daumen und Zeigefinger, wo sich das Sehnen-Marma »Die Schnelle« (Ksipram) befindet. Lassen Sie die Bewegung mit einem leichten Zug den Daumen entlang zur Daumenspitze hin auslaufen.

Dieses Sehnen-Marma gibt Auskunft über schnelle Reaktionen in den Armen. Durch diese Massagegriffe können Greifreflexe beruhigt oder angeregt werden. *Machen Sie die Griffe fünfmal.*

Hand – Massagegriff für die Zwischenräume des Mittelhandknochens

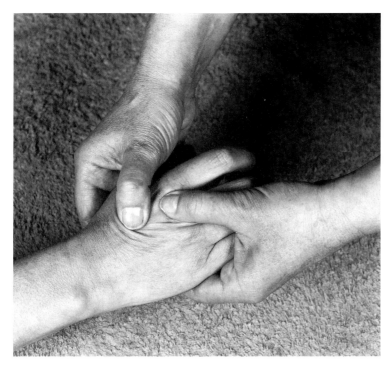
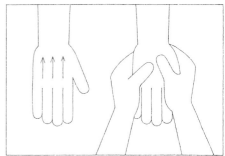

Umfassen Sie die rechte Hand der zu massierenden Person mit beiden Händen. Ihre Daumen massieren nun am Handrücken abwechselnd mit leichtem Druck die Fingerzwischenräume vom Fingeransatz Richtung Handwurzel, wobei ein Daumen dem anderen folgt. Sie beginnen mit dem Raum zwischen Zeige- und Mittelfinger, gehen weiter zum Raum zwischen Mittel- und Ringfinger und enden zwischen Ringfinger und dem kleinen Finger.
Massieren Sie jeden Zwischenraum zwei- bis dreimal.

Hand – Beschreibung der Handhaltung

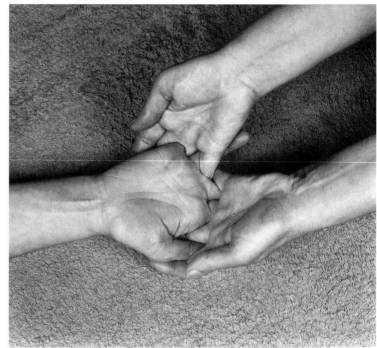

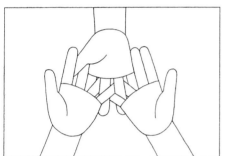

Drehen Sie nun die rechte Hand der zu massierenden Person, so dass die Handinnenfläche nach oben zeigt. Schieben Sie dann Ihre Finger, wie auf der Abbildung oben gezeigt, zwischen die Finger der zu massierenden Hand. Ihre beiden kleinen Finger treffen sich im Zwischenraum von Ringfinger und Mittelfinger. Der Daumen der zu massierenden Hand liegt zwischen Ihrem linken Mittelfinger und dem Zeigefinger. Öffnen Sie die Hand des anderen so weit, dass Sie Ihre Finger um die Außenkante und Ihre Daumen in die Handinnenfläche legen können. Achten Sie darauf, dass das Handgelenk der zu massierenden Hand nicht geknickt wird und der Arm weiterhin bequem aufliegt.

Hand – Massagegriff für das Muskel-Marma »Herz der Hand« (Talahrdaya)

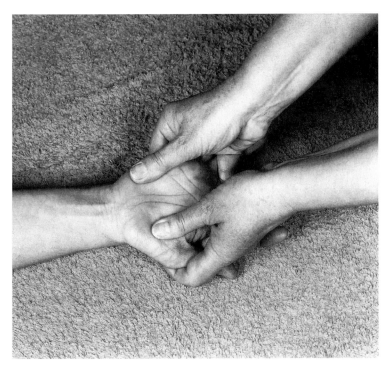

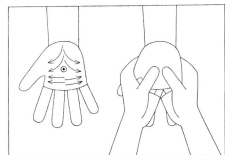

Massieren Sie nun mit Ihren beiden Daumen die Handinnenfläche in halbkreisförmigen, kräftigen Bewegungen von der Handwurzel zur Außenkante der Hand. Die Bewegung setzt immer in der Mitte an und geht nach außen. Zum Abschluss die Fingerballen abwechselnd von der Mitte nach außen massieren und dabei die Handinnenfläche gut öffnen.

Mit diesem Massagegriff entlasten Sie wieder das Muskel-Marma »Herz der Hand« (Talahrdaya).

Insgesamt fünfmal massieren.

Hand – Massagegriff für das Muskel-Marma »Herz der Hand« (Talahrdaya)

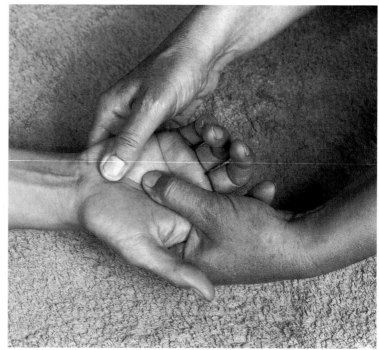

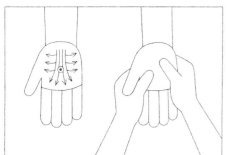

Halten Sie die rechte Hand der zu massierenden Person so, dass Ihre Finger den Handrücken unterstützen, während Ihre Daumen die Handinnenfläche massieren. Massieren Sie zum Abschluss der Handmassage nochmals mit kräftigen, streichenden Bewegungen von der Handwurzel Richtung Fingeransatz und anschließend von der Handinnenfläche zu den Außenseiten der Hand.

Hierbei wird wieder das Muskel-Marma »Herz der Hand« (Talahrdaya) angesprochen.

Machen Sie diesen abschließenden Massagegriff fünfmal.

Unterarm – Massagegriff für das Muskel-Marma »Sitz der Kraft« (Indravasti)

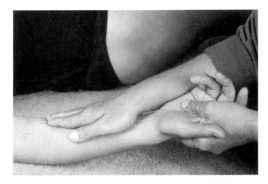

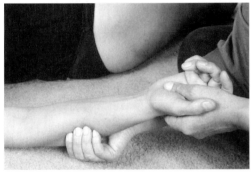

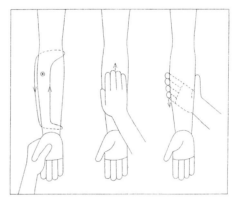

Halten Sie mit Ihrer linken Hand die rechte Hand der zu massierenden Person, deren Innenfläche nach oben zeigt. Ihr Daumen liegt in der Mitte der Hand, Ihre vier Finger unterstützen den Handrücken. Massieren Sie nun mit Ihrer rechten Hand an der Innenfläche des Arms vom Handgelenk ausgehend nach oben Richtung Ellenbeuge (Foto oben). Knapp unterhalb der Ellenbeuge drehen Sie Ihre Hand nach rechts um den Arm zur anderen Seite. Von dieser Stelle aus massieren Sie mit Ihren Fingerkuppen an der Außenkante (Speiche des Unterarms) zurück zum Handgelenk. Dort angekommen, gleiten Sie mit Ihrer Hand durch eine leichte Linksdrehung zurück zur Innenseite des Unterarms und beginnen von vorne.

Das Muskel-Marma »Sitz der Kraft« (Indravasti) am oberen Ende zwischen Elle und Speiche ist gut spürbar bei der Drehung des Unterarms. Durch den Massagegriff kann hier eine Entlastung erfahren werden.

Machen Sie diese Massage fünfmal.

Oberarm – Massagegriff für das Blutgefäß-Marma »Die Weite« (Urvi)

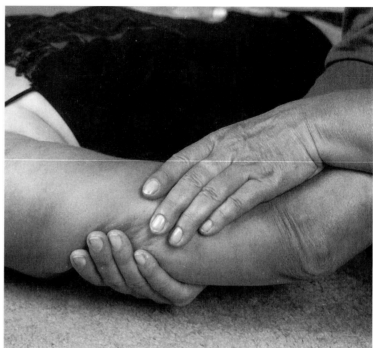

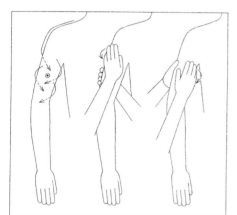

Bei der Massage des rechten Oberarms nehmen Sie diesen in Ihre Hände und halten den Arm so, dass die Außenseite des Arms oben liegt. Sie beginnen die Massage, eine gleichzeitige Dreh- und Zugbewegung, mit Ihrer linken Hand oben am Schultergelenk. Diese Hand zieht und dreht nun vom Schultergelenk aus über die Außenseite zur Unterseite des Oberarms nach links. Sobald Ihre linke Hand an der Unterseite des Oberarms angekommen ist, beginnt Ihre rechte Hand unterhalb des Schultergelenks an der Innenseite mit der gleichen Dreh- und Zugbewegung nach rechts zur Unterseite des Oberarms zu massieren. Setzen Sie mit Ihren Händen immer da wieder an, wo Sie mit der vorhergehenden Bewegung aufgehört haben. Führen Sie diese Bewegung je nach Länge der Oberarme zwei- bis dreimal aus, bis Sie den Ellbogen erreicht haben. Diese Massagebewegung erinnert an Zopf-Flechten.

Mit diesem Massagegriff wird die Muskulatur des Oberarms entlastet. Dadurch kann das Blutgefäß-Marma »Die Weite« (Urvi) indirekt beeinflusst und der Rückfluss des Blutes aus den Armen zum Herzen unterstützt werden.
Machen Sie diese Oberarm-Massage fünfmal.

Nach der Massage des Oberarms decken Sie den Arm gut zu und wechseln zum linken Arm.

Becken – Massagegriff für das Knochen-Marma des Kreuzbeins (Katikataruna)

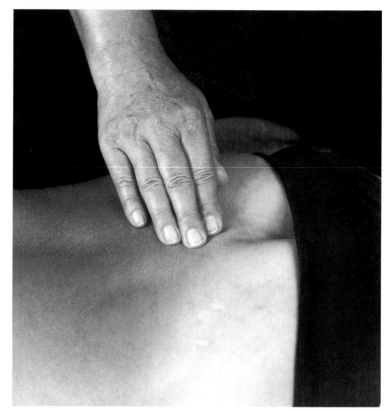

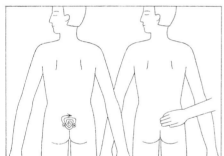

Die zu massierende Person legt sich nun auf den Bauch. Zur Unterstützung des Lendenbereichs kann ein Handtuch oder ein flaches Kissen unter Bauch oder Brustbereich gelegt werden. Die Arme können seitlich am Körper liegen, und der Kopf kann zur Seite gedreht werden, oder die Hände liegen aufeinander, und der Kopf ruht mit der Stirn darauf. (Eventuell auch unter den Kopf ein flaches Kissen oder Handtuch legen.)

Bevor Sie mit der Massage beginnen, verteilen Sie genügend Öl über den ganzen Rücken. Legen Sie Ihre beiden Hände dazu auf den oberen Teil vom Gesäß, und streichen Sie rechts und links entlang der Wirbelsäule Richtung Kopf. Im Schulterbereich teilen sich Ihre Hände und streichen über die Schultern seitlich den Rumpf entlang nach unten, bis Sie wieder am Becken angelangt sind.

Sie beginnen die Beckenmassage mit dem Kreuzbein. Es ist gut zu spüren als dreieckige knöcherne Verbindung zwischen den beiden Beckenschaufeln (Katikataruna). Massieren Sie entsprechend der Abbildungen mit Zeige-, Mittel- und Ringfinger von der Mitte aus spiralförmig im Uhrzeigersinn nach außen, bis Sie den Übergang zu den Beckenschaufeln spüren. Der Druck richtet sich nach der Verträglichkeit der zu massierenden Person.

Bei dieser Massage wird hauptsächlich das Ileosacralgelenk angesprochen. Es stellt die Verbindung zu den Beckenschaufeln her und steht, wie alle Knochen-Marmas, im Zusammenhang mit innerer und äußerer Stabilität.

Massieren Sie das Kreuzbein dreimal.

Becken – Massagegriff für das Knochen-Marma am oberen Rand der Beckenschaufel (Nitamba)

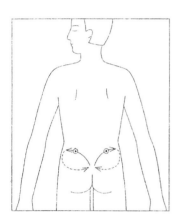
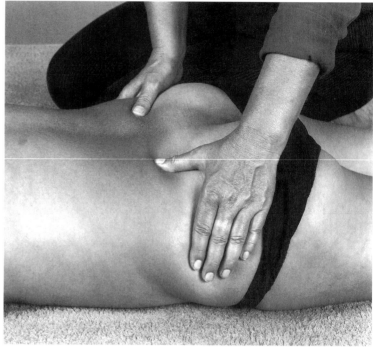

Legen Sie Ihre beiden Daumen jeweils rechts und links neben das Kreuzbein an den oberen Rand der Beckenschaufeln.

Massieren Sie mit leichtem Druck der Daumen den Beckenrand entlang von der Mitte nach außen, während die anderen Finger mitgleiten (siehe Abbildung Seite 109, links). Streichen Sie ganz leicht über das Gesäß zur Ausgangsposition zurück, und beginnen Sie wieder von vorne. Geben Sie nur wohl dosiert Druck; bei Verträglichkeit kann er allmählich gesteigert werden.

Der obere Rand der Beckenschaufeln ist ein Knochen-Marma und steht, wie bereits bei der Kreuzbein-Massage beschrieben, in Zusammenhang mit innerer und äußerer Stabilität. Hier ist auch die Ansatzstelle vom breiten Rückenmuskel, so dass durch diese Becken-Massage eine Entlastung in diesem Bereich entsteht. *Machen Sie diese Massage drei- bis fünfmal.*

Becken – Massagegriff für das Knochen-Marma am oberen Rand der Beckenschaufel (Nitamba)

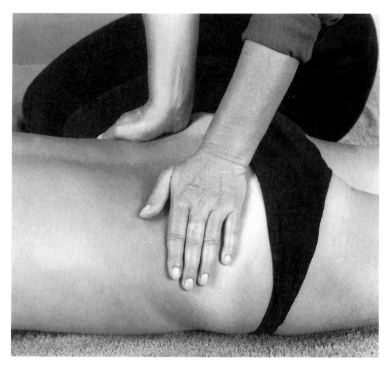

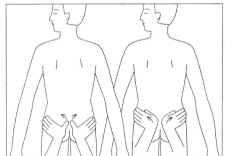

Legen Sie Ihre beiden Hände rechts und links neben das Kreuzbein, so dass die Handballen zum Kreuzbein gerichtet sind und die Finger nach außen.
Massieren Sie nun mit der ganzen Handfläche und mit leichtem Druck von der Mitte nach außen, und streichen Sie ganz leicht über das Gesäß zur Ausgangsposition zurück.
Durch die Arbeit mit der ganzen Handfläche und eventuell mehr Druck können Sie gut auf die Entlastung der breiten Rückenmuskeln einwirken. Die Beschreibung dieser Marmas finden Sie auf Seite 108.
Machen Sie diesen Massagegriff fünfmal.

Rücken – Massagegriff für das Blutgefäß-Marma »Die Größe des Rückens« (Brhati)

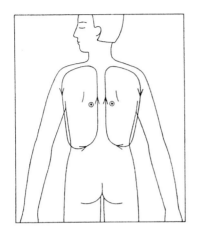
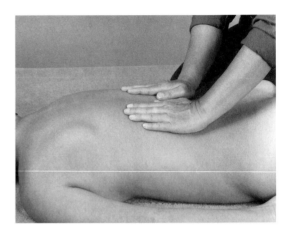

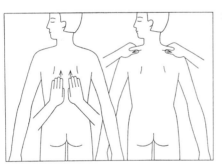
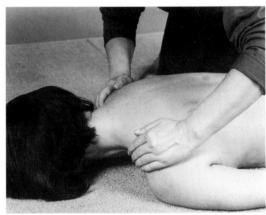

Bevor Sie mit der Massage des oberen Rückens fortfahren, achten Sie darauf, ob das verteilte Öl noch ausreicht. Gegebenenfalls nochmals einölen.

Legen Sie Ihre Hände rechts und links der Wirbelsäule oberhalb vom Beckenrand auf den Rücken. Die Fingerspitzen zeigen Richtung Kopf. Massieren Sie gleichzeitig mit beiden Händen parallel zur Wirbelsäule nach oben bis zu den Schultern (Foto oben). In Höhe der Schultern drehen Sie Ihre Hände so, dass die Fingerspitzen einander zugewandt sind. Nehmen Sie die Schultermuskeln (Kanten der Trapezmuskeln) in Ihre Hände, und ziehen Sie diese nach außen Richtung Schultergelenk (Foto unten).

Rücken – Massagegriff für das Blutgefäß-Marma »Die Größe des Rückens« (Brhati) – Fortsetzung

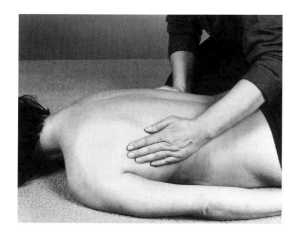

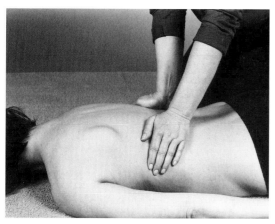

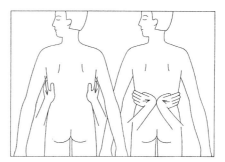

Am Schultergelenk drehen Sie Ihre Hände in die ursprüngliche Position (Foto oben). Dann massieren Sie seitlich am Körper die Flanken entlang bis zum Beckenkamm und zurück zur Ausgangsposition rechts und links der Wirbelsäule (Foto unten).

Am Schnittpunkt vom breiten Rückenmuskel und vom Trapezmuskel befinden sich rechts und links die Blutgefäß-Marmas »Die Größen des Rückens« (Brhatis). Durch die Massage der Rückenmuskulatur können Sie entlastend oder anregend über diese Blutgefäß-Marmas auf den Kreislauf einwirken.

Machen Sie diesen Massageablauf zehnmal.

Rücken – Massagegriff für die oberflächigen Rückenmuskeln

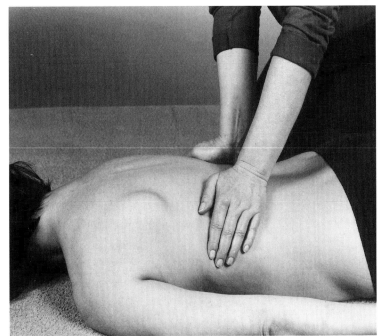

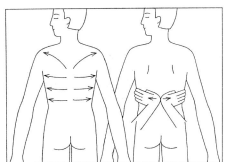

Legen Sie Ihre Hände rechts und links quer zur Wirbelsäule, oberhalb vom Beckenrand in Höhe der unteren Rippen. Die Fingerspitzen zeigen nach außen. Massieren Sie nun mit der ganzen Handfläche von innen nach außen. Immer wieder neu rechts und links der Wirbelsäule ansetzen, bis Sie unterhalb der Schulterblätter angelangt sind. Hier massieren Ihre Hände von der Wirbelsäule aus den Trapezmuskel entlang, schräg nach oben und außen, bis zu den Schultern. Von den Schultern gleiten Sie ohne Druck rechts und links seitlich nach unten in die Ausgangsposition zurück. Den Druck können Sie je nach Verträglichkeit mit jedem Mal verstärken.
Machen Sie den gesamten Ablauf fünfmal.

Schulterblatt – Massagegriff für das Knochen-Marma des Schulterblatts (Amsaphalaka)

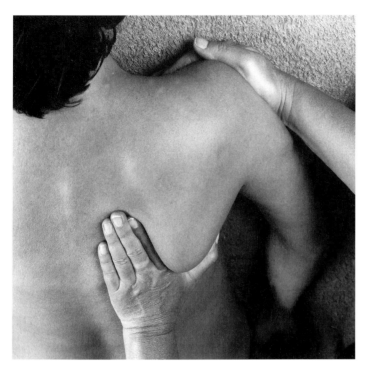

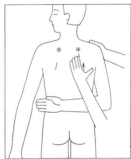

Beginnen Sie mit dem rechten Schulterblatt. Der Kopf der zu massierenden Person ist zur anderen Seite gedreht. Legen Sie Ihre rechte Hand vorne unter die Schulter, und heben Sie mit Ihrer anderen Hand den rechten Arm der zu massierenden Person im rechten Winkel auf den Rücken. Dadurch hebt sich das Schulterblatt etwas heraus, und Sie können gut den inneren Rand erkennen.

Legen Sie zuerst Ihre linke Hand unter das Schulterblatt, um es etwas zu lockern. Lassen Sie das Schulterblatt dann wieder sinken, und massieren Sie mit den Fingern der linken Hand in kleinen, kreisenden Bewegungen am inneren Schulterblattrand entlang aufwärts zur Schulter.

Die Schulterblätter (Amsaphalaka) gehören zu den Knochen-Marmas und hängen, wie die Beckenschaufeln, mit Stabilität zusammen. Durch die Verbindung mit wichtigen Schultermuskeln kann über diese Massage der Schulterbereich gut entlastet werden.

Machen Sie diese Massage dreimal.

Schulterblatt – Massagegriff für das Knochen-Marma des Schulterblatts (Amsaphalaka) – Fortsetzung

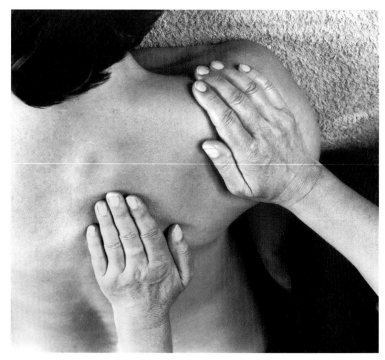

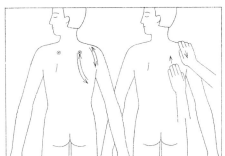

Legen Sie nun Ihre rechte Hand an die Außenkante des rechten Schulterblatts in Höhe des Schultergelenks und Ihre linke Hand parallel etwas versetzt unten an die Innenkante.

Massieren Sie in langen, streichenden Bewegungen, indem Sie beide Hände entgegengesetzt bewegen. Ihre rechte Hand beginnt mit der Bewegung vom oberen Schulterblattrand aus an der Außenkante nach unten, während die linke Hand sich vom unteren Schulterblattrand aus an der Innenkante nach oben bewegt, und dann wieder zurück. Je nach Verträglichkeit für die zu massierende Person können Sie langsam beginnen und dann schneller werden. Die Beschreibung dieser Marmas finden Sie auf Seite 113.

Massieren Sie, bis das Schulterblatt schön warm ist und die Haut anfängt, sich ganz leicht zu röten, das heißt gut durchblutet ist – aber nicht öfter als zehnmal.

Schultern – Massagegriff für die Trapezmuskeln

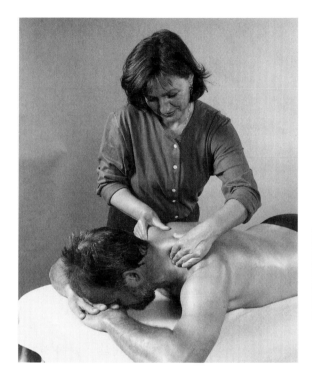
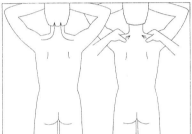

Lassen Sie die zu massierende Person ihre Stirn auf die übereinander gelegten Hände legen. Dadurch bleibt die Nase frei zum Atmen, und Sie haben genügend Spielraum für die Schulter-Nacken-Massage. Verteilen Sie genügend Öl über die Schultern und den Nacken. Beginnen Sie gleichzeitig rechts und links neben den Schultergelenken. Nehmen Sie die Trapezmuskeln jeweils fest zwischen Daumen und die anderen Finger. Die Daumen befinden sich auf dem Rücken, die anderen Finger vorne.

Massieren Sie mit beiden Händen von den Schultern Richtung Nackenansatz. Vom Nackenansatz aus massieren Sie nur noch mit den Daumen rechts und links neben der Wirbelsäule nach oben zum Kopfansatz. Achten Sie darauf, dass Ihre anderen Finger keinen Druck auf die Halsseiten ausüben. Dieser Massagegriff führt zur Entlastung des Trapezmuskels im Schulterbereich.

Machen Sie diese Massage fünfmal.

Nacken – Massagegriff für das Gelenk-Marma des Atlantoaxialgelenks (Krkatika) und die Nackenmuskulatur

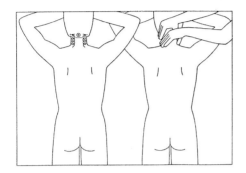

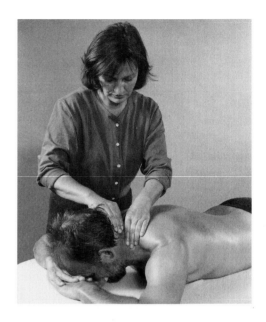

Beginnen Sie mit der Massage der Nackenmuskulatur am Übergang von den Schultern zum Nacken. Legen Sie beide Hände so auf den Nacken, dass die Daumen auf der Ihnen zugewandten Nackenseite liegen, die anderen Finger auf der gegenüberliegenden Seite.

Massieren Sie gleichzeitig mit den Fingern beider Hände in kleinen, kreisenden Bewegungen die Nackenmuskeln entlang nach oben, bis Sie den Übergang zum Hinterkopf spüren. An diesem Übergang massieren Sie ein paar Mal punktuell mit den Mittelfingern auf der einen Seite und den Daumen auf der anderen Seite des Nackens. Hier befindet sich das Gelenk-Marma. Es besteht auch die Möglichkeit, dass Sie nur mit einer Hand massieren. Während die linke Hand den Nacken in Richtung Rücken etwas nach unten dehnt, massiert die rechte Hand in kleinen kreisförmigen Bewegungen den Nacken nach oben zum Hinterkopf und verfährt hier genauso wie bei der vorherigen Beschreibung.

Bei diesem Massagegriff geht es hauptsächlich um die Entlastung der Nackenmuskulatur im Zusammenhang mit dem Gelenk-Marma des Hinterkopfes, dem Atlantoaxialgelenk (Krkatika).

Machen Sie diesen Griff insgesamt dreimal.

3. Die Ayurvedische Kopfmassage und ihre Marmas – auf der Massageliege

Beschreibung der Sitzposition – Kontaktaufnahme – Gesicht

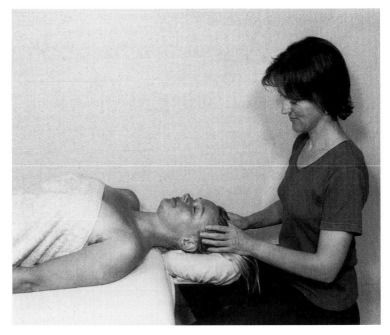

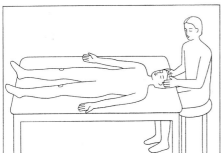

Die zu massierende Person liegt auf dem Rücken. Bei Bedarf legen Sie ein flaches Kissen oder ein Handtuch unter den Kopf und die Kniekehlen. Sie befinden sich am Kopfende. Falls Sie auf der Massageliege massieren, ist es bequemer, Sie sitzen auf einem Stuhl. Falls Sie am Boden massieren, setzen oder knien Sie sich hin. Je nach Wärmebedarf decken Sie den anderen gut zu und lassen ihn vorher Schmuck, Brille oder Kontaktlinsen ablegen und die Augen schließen.

Bevor Sie mit der Gesichtsmassage beginnen, nehmen Sie Kontakt auf, indem Sie Ihre Hände kurz seitlich an die Schläfen legen. Nun geben Sie etwas von dem vorbereiteten warmen Öl in Ihre Hände und verteilen es gleichmäßig mit langsamen, streichenden Bewegungen vom Kinn aus seitlich nach oben über die Schläfen zur Stirn. Gehen Sie wieder zum Kinn zurück, und verteilen Sie das Öl nun seitlich, am Mund vorbei, zu den Nasenflügeln, die Nase entlang, um die Augen herum, bis zur Mitte der Stirn.

Machen Sie diesen Vorgang dreimal.

Mitte der Stirn – Massagegriff für das Blutgefäß-Marma »Statthalter« (Sthapani)

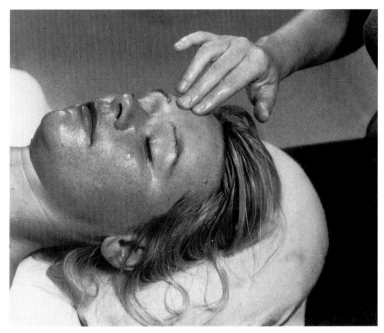

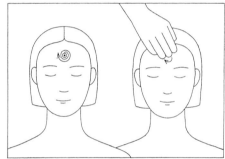

Legen Sie Ihren Mittelfinger auf die Mitte der Stirn der zu massierenden Person. Sie spüren an dieser Stelle eine leichte Tendenz nach innen.

Beginnen Sie, mit dem Mittelfinger langsam und sehr leicht im Uhrzeigersinn zu kreisen. Lassen Sie die Kreise etwas größer werden, bis Sie ungefähr den dritten oder vierten Kreis gemacht haben, und massieren Sie dann zur Mitte zurück. Achten Sie darauf, dass Sie die Massage mit einem sanften Druck beginnen, den Sie jedes Mal etwas mehr steigern können. Zum Abschluss lassen Sie Ihren Mittelfinger auf der Mitte der Stirn liegen und halten den Druck einen Augenblick.

Durch diese kreisende Bewegung können Sie indirekt auf das Blutgefäß-Marma »Statthalter« (Sthapani) einwirken und somit den vorderen Kopfbereich und das Gehirn beruhigen.

Machen Sie den Ablauf fünfmal.

Stirn – Massagegriff für die Entspannung der Stirnmuskulatur

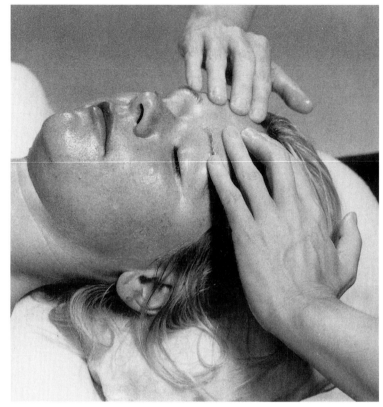

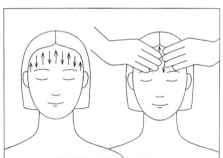

Legen Sie die Fingerkuppen Ihrer beiden Hände so auf die Stirn, dass die Fingerspitzen sich berühren. Beginnen Sie in der Mitte der Stirn.

Bewegen Sie nun Ihre Fingerkuppen mit leichtem Druck abwechselnd nach oben und unten, so dass diese sich gegeneinander verschieben. Massieren Sie von der Mitte aus zur linken Schläfe, von dort zur rechten Schläfe, und kehren Sie dann in die Mitte der Stirn zurück.

Mit diesem Massagegriff können Sie entlastend auf den Stirnbereich einwirken und eine Entspannung in der planenden Gehirnaktivität hervorrufen. Die Gedanken lassen nach, so dass die massierte Person durch dieses »Sich-fallen-Lassen« sich auf eine eher genuss-orientierte Ebene begibt.

Führen Sie den Ablauf insgesamt dreimal aus.

Schläfen – Massagegriff für das Knochen-Marma des Schläfenbeins (Sankha)

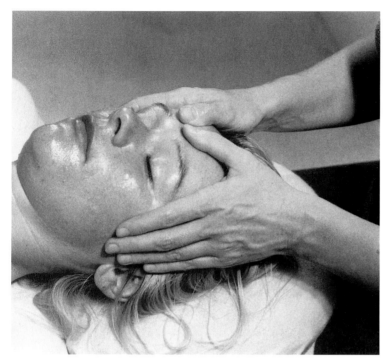
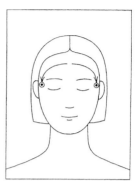
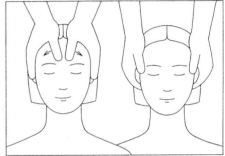

Legen Sie Ihre beiden Daumen parallel zueinander auf die Mitte der Stirn. Die Handflächen liegen an den Schläfen.

Massieren Sie nun mit beiden Daumen und mit leichtem Druck von der Mitte der Stirn ausgehend gleichzeitig nach rechts und links zu den Schläfen. Ihre Handflächen und die vier Finger bewegen sich mit, ohne selbst aktiv zu sein.

An den Schläfen verstärken Sie den Druck mit den beiden Daumen und massieren fünfmal in einem kleinen punktuellen Kreis, dann beginnen Sie wieder in der Mitte der Stirn.

Durch diesen Massagegriff werden indirekt über die Schläfenmuskulatur die Knochen-Marmas der Schläfenbeine (Sankhas) angesprochen. »Sankha« wird manchmal auch als »Muschel« übersetzt. Wie alle Knochen-Marmas stehen sie im Zusammenhang mit innerer und äußerer Stabilität.

Machen Sie die Massage insgesamt fünfmal.

Augen – Massagegriff für die Ränder der Augenhöhle und das Blutgefäß-Marma des äußeren Augenwinkels (Apanga)

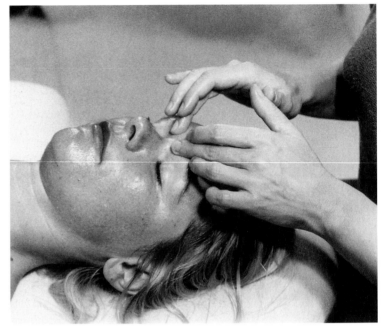

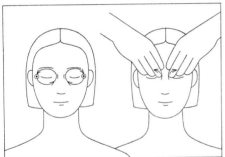

Legen Sie sanft Ihre beiden Mittelfinger rechts und links an die Nasenwurzel, an den inneren Rand der Augenhöhlen.

Streichen Sie nun von der Nasenwurzel aus am oberen Bogen des Knochenrandes der Augenhöhlen entlang unterhalb der Augenbrauen, bis zum äußeren Augenwinkel. Hier befindet sich das Blutgefäß-Marma des äußeren Augenwinkels. Diese Stelle drücken Sie etwas. Dann massieren Sie weiter am unteren Rand entlang zum inneren Augenwinkel und wieder hoch zur Nasenwurzel. Bei diesem sanften Kreisen um die Augen berühren Ihre Finger nur ganz leicht die empfindliche Haut.

Die Blutgefäß-Marmas der äußeren Augenwinkel (Apangas) sind über den Tränengang mit den Blutgefäß-Marmas der Nasenflügel (Phanas) verbunden. Der Massagegriff wirkt somit beruhigend auf Augen und Nase und kann Austrocknungsprozessen in diesen Bereichen vorbeugen.

Führen Sie dieses Kreisen fünfmal aus.

Nase – Massagegriff für das Blutgefäß-Marma des Nasenflügels (Phana)

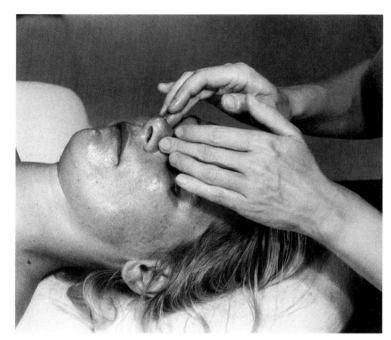
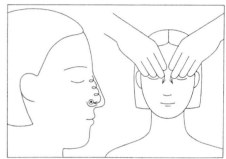

Beginnen Sie mit der Massage an der Nasenwurzel.

Mit Ihren beiden Mittelfingern massieren Sie in kleinen, kreisenden Bewegungen rechts und links am Nasenrücken entlang bis zu den Nasenflügeln. Hier befinden sich die Blutgefäß-Marmas der Nasenflügel (Phanas). Diese Stellen werden auch als »Brille der Kobra« bezeichnet. Massieren Sie ein paar Mal sehr sanft um die Nasenflügel herum, und beginnen Sie dann wieder an der Nasenwurzel.

Die Blutgefäß-Marmas im Bereich der Nasenflügel stehen durch den Tränengang mit den Blutgefäß-Marmas der äußeren Augenwinkel in Verbindung. Sie geben Auskunft über den momentanen Zustand des Kreislaufs und der Emotionalität. Angespannte, geschwollene oder harte Nasenflügel sind immer ein Zeichen von zu viel Anspannung oder einer Stresssituation. Dagegen sprechen weiche Nasenflügel für ein entspanntes Befinden.

Machen Sie diesen Griff dreimal.

Kiefer – Massagegriff zur Entlastung des Oberkiefers und Kiefergelenks

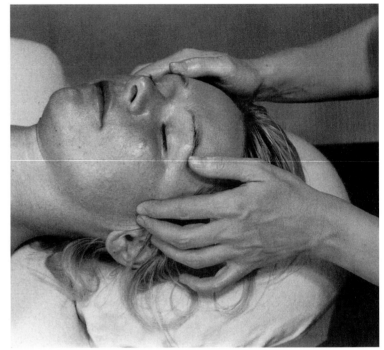

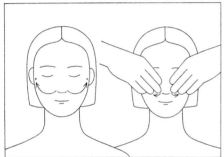

Legen Sie Ihre beiden Mittelfinger rechts und links neben die Nasenflügel am unteren Rand der Nasenöffnungen.

Massieren Sie nun mit Ihren beiden Fingern in einer streichenden, halbrunden Bewegung unterhalb vom Jochbeinbogen entlang bis zum Kiefergelenk. Am Kiefergelenk – gut zu spüren durch ein kleines Grübchen – massieren Sie punktuell fünfmal. Beginnen Sie dann wieder neben den Nasenflügeln.

Diese Massage beinhaltet eine Entlastung im Bereich des Oberkiefers und des Kiefergelenks.

Führen Sie diesen Massageablauf insgesamt dreimal aus.

Nacken – Massagegriff zur Entlastung der Nackenmuskulatur

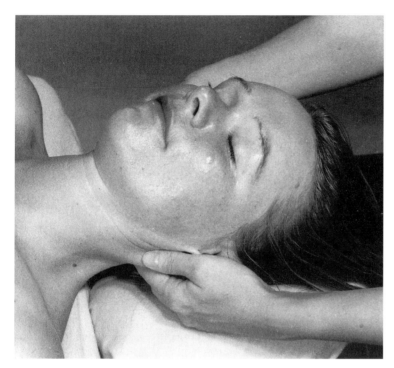

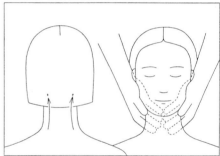

Bevor Sie mit der Massage des Nackens beginnen, verteilen Sie wieder etwas Öl in Ihren Händen. Legen Sie dann Ihre beiden Hände rechts und links der Wirbelsäule in den Nacken der zu massierenden Person, so dass die Finger zueinander weisen.

Mit einer langen Streichbewegung Ihrer Finger ziehen Sie den Nacken nach oben bis zum Kopfansatz. Ihre beiden Daumen gleiten nur passiv mit. Wo der Schädel beginnt, massieren Sie, je nach Verträglichkeit mit mehr oder weniger Druck, ein paar Mal mit kleinen, kreisenden Bewegungen rechts und links der Wirbelsäule entlang und kehren dann zum Nackenansatz zurück.

Machen Sie den Massagegriff dreimal.

Ohren – Massagegriff zur Entlastung der äußeren Ohrränder

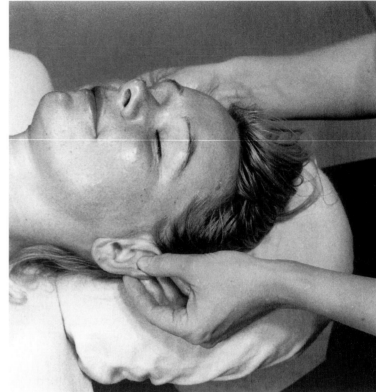

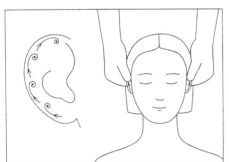

Verteilen Sie etwas Öl auf Ihren Fingerspitzen, und nehmen Sie beide Ohrläppchen zwischen Ihre Finger. Die Daumen liegen oben, die vier Finger unter den Ohrläppchen.

Massieren Sie nun in kleinen, vier bis fünf kreisförmigen Bewegungen den Ohrrand entlang nach oben, gleiten Sie dann an der Innenseite des Ohrs nach unten, und beginnen Sie von vorn.

Machen Sie diesen Massageablauf drei- bis fünfmal.

Schädel – Massagegriff zur Entlastung der mittleren Schädelnaht, Sitz des Gelenk-Marmas an der Krone des Kopfes – »Herrscher« (Adhipati)

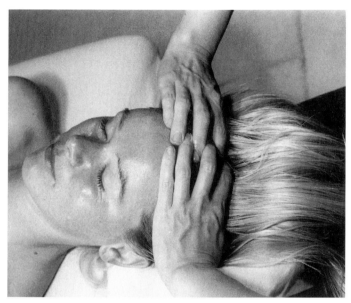

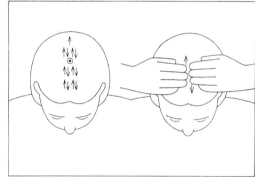

Bevor Sie mit der Kopfmassage beginnen, klären Sie bitte ab, ob die zu massierende Person Öl auf dem Kopf haben möchte. Wenn nicht, können Sie diese Massage auch ohne Öl vornehmen.

Verteilen Sie nun genügend Öl in der Mitte des Kopfes entlang der Schädelnaht. Legen Sie dann Ihre beiden Hände am Haaransatz so auf den Kopf, dass Ihre Finger quer zu Scheitelnaht liegen und die Fingerspitzen sich fast berühren. Mit kleinen Bewegungen verschieben Sie, mit sanftem Druck, die Kopfhaut an der Schädelnaht gegeneinander und gleiten dabei allmählich bis zum Ende der Schädelnaht, bevor der Hinterkopf beginnt. Üben Sie diese Massage sehr langsam und sorgfältig aus. Achten Sie auch darauf, wie viel Druck die zu massierende Person verträgt.

Das zentrale Gelenk-Marma an der Krone des Kopfes wird als »Herrscher« (Adhipati) bezeichnet. Es gibt Auskunft über das Gleichgewicht von Spannung oder Entspannung in diesem multifunktionalen Synchronisationsbereich im Gehirn.

Machen Sie diese Kopfmassage entlang der Schädelnaht dreimal.

Schädel – Massagegriff zur Entlastung des Bereichs zwischen Stirn und Nacken

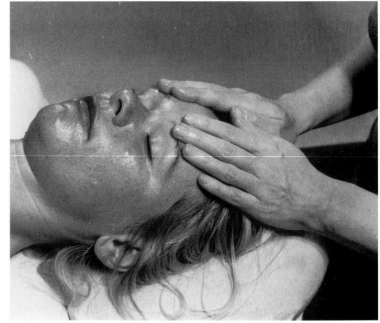

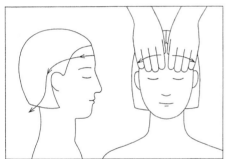

Bevor Sie mit dieser Massage beginnen, verteilen Sie wieder genügend Öl in Ihren Händen, da bei dieser Massage auch die Haare mit einbezogen werden. Der Kopf der zu massierenden Person sollte ohne Unterlage auf der Liege aufliegen.

Legen Sie dann Ihre beiden Hände parallel nebeneinander auf die Stirn der zu massierenden Person. Von der Stirn aus gleiten Ihre beiden Hände rechts bzw. links die Stirn entlang nach außen zu den Schläfen und um die Ohren herum bis zur Mitte des Nackens (hier befindet sich der Übergang der Wirbelsäule in den Hinterkopf). Heben Sie nun den Kopf etwas an, und lassen Sie den Massagegriff ausklingen, indem Sie die Nackenhaare Richtung Haarspitzen ausstreichen. Legen Sie dann den Kopf sanft zurück.

Diesen Massagegriff nur einmal ausführen.

Schädel – Massagegriff zur Entlastung des Bereichs zwischen Stirn und Hinterkopf

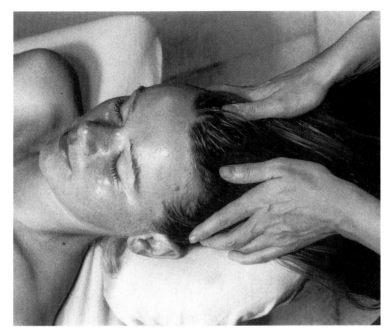
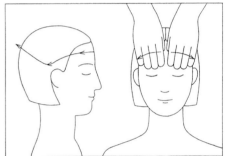

Legen Sie Ihre Hände wieder parallel nebeneinander auf die Stirn der zu massierenden Person, wie auf Seite 128 gezeigt.

Wie bei dem Massagegriff vorher, gleiten Ihre Hände die Stirn entlang nach außen zu den Schläfen Richtung Ohren und bewegen sich um die Ohren herum weiter zum Hinterkopf. Hier heben Sie den Kopf wieder etwas an und massieren weiter bis zum Haarwirbel (Mitte des Hinterkopfs). Legen Sie den Kopf sanft zurück. Vom Haarwirbel aus streichen Sie die Haare bis zu den Haarspitzen aus. *Auch diesen Griff nur einmal ausführen.*

Schädel – Massagegriff zur Entlastung des Bereichs zwischen Stirn und Scheitel

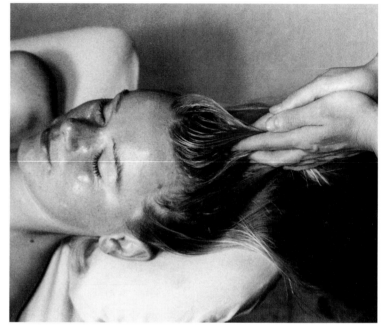

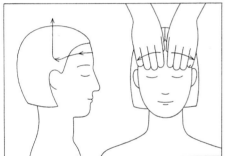

Beim letzten Massagegriff der Kopfmassage legen Sie Ihre beiden Hände auf die Stirn der zu massierenden Person, wie auf Seite 128 gezeigt.

Massieren Sie wieder die Stirn entlang zu den Schläfen Richtung Ohren, und gleiten Sie dann mit beiden Händen gerade nach oben bis zum Scheitel. Hier halten Sie mit beiden Händen die Haare und ziehen vom Haaransatz bis zu den Haarspitzen.

Ebenso diesen Massagegriff nur einmal ausführen.

Zum Abschluss der Kopfmassage nehmen Sie die Haare in Ihre Hände und ziehen diese vom Haarboden bis zu den Haarspitzen aus.

Dies können Sie dreimal ausführen.

Nehmen Sie zum Ausklang noch einmal den Kopf der zu massierenden Person in Ihre beiden Hände, halten Sie ihn einen Augenblick, und ziehen Sie dann Ihre Hände langsam zurück.

4. Die Ayurvedische Synchronmassage und ihre Marmas – auf der Massageliege

Beschreibung der Position

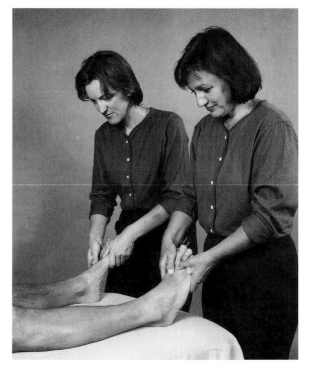

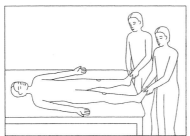

Das Besondere bei der Synchronmassage ist die Behandlung durch zwei Massierende gleichzeitig. Sie können die Synchronmassage sowohl auf dem Boden als auch auf der Massageliege ausführen. Die folgende Beschreibung ist für die Massage auf der Massageliege gedacht. Für die zu massierende Person gelten die gleichen Kriterien wie bei der Massage in der Bodenlage.

Es ist sehr wichtig, dass die beiden Massierenden die Griffe gut beherrschen und sich aufeinander einstellen können, so dass sie Druck und Schnelligkeit bei der Massage entsprechend dem Bedürfnis der zu massierenden Person untereinander abstimmen können. Wenn dies gelingt, ist es für alle Beteiligten angenehm, und die massierte Person bemerkt keinen Unterschied zwischen linker und rechter Seite. Der Vorteil dieser Massage besteht in dem Gefühl der Ganzheitlichkeit, da beide Körperhälften gleichzeitig massiert werden.

Nachdem festgelegt wurde, wer auf der rechten und wer auf der linken Seite massiert, sollte dies während der ganzen Massage beibehalten werden.

Fußsohle – Kontaktaufnahme

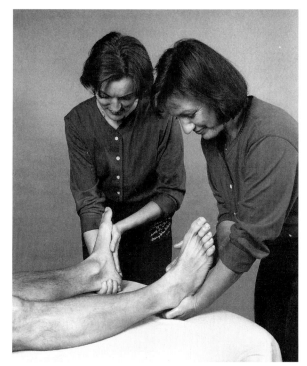
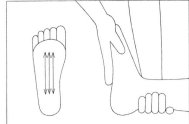

Die Synchronmassage wird ebenfalls mit dem Reiben der Fußsohle begonnen. Verreiben Sie etwas von dem vorbereiteten Öl in Ihren Händen, und verteilen Sie es auf den Fußsohlen.

Wie Sie am Foto ersehen können, arbeiten die beiden Massierenden spiegelverkehrt. Der rechte Fuß der zu massierenden Person wird mit Ihrer linken Hand an der Unterseite der Ferse gehalten und mit Ihrer rechten Hand massiert. Der linke Fuß wird mit der rechten Hand Ihrer Partnerin gehalten und mit der linken Hand massiert. Dadurch haben Sie beide mehr Spielraum beim Massieren. Beginnen Sie an der Unterseite der Zehen, und reiben Sie mit langen, streichenden Bewegungen zu den Fersen und wieder zurück.

Achten Sie darauf, dass Sie beide zur gleichen Zeit den Massagegriff beginnen und beenden und die Anzahl der Wiederholungen übereinstimmt.

Führen Sie dieses Reiben insgesamt fünfmal aus.

Fußsohle – Massagegriff für das Muskel-Marma »Herz des Fußes« (Talahrdaya)

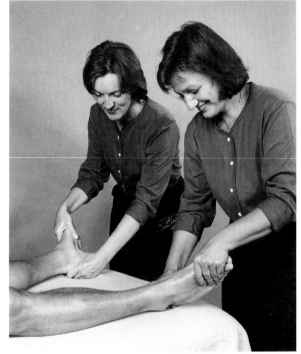

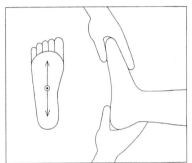

Mit Ihrer linken Hand fassen Sie die Zehen des rechten Fußes der zu massierenden Person von oben bis zum Ansatz der Zehen, mit Ihrer rechten Hand die Ferse. Ihre Partnerin nimmt den linken Fuß mit der rechten Hand an den Zehen und mit der linken Hand die Ferse. Ihre Daumen liegen in der Mitte der Fußsohle, wo sich das Muskelmarma »Herz des Fußes« (Talahrdaya) befindet. Dieses Muskel-Marma ist der Schnittpunkt der oberflächlichen Streckmuskeln mit den tieferliegenden Drehmuskeln. Es gibt Auskunft darüber, ob die Laufreflexe beruhigt bzw. angeregt werden sollen.

Massieren Sie mit etwas Druck von der Fußmitte aus jeweils mit einem Daumen zu den Zehen, mit dem anderen Daumen zu der Ferse. Achten Sie darauf, dass Sie dabei die Zehen nicht nach oben biegen, sondern nach vorn ziehen.

Machen Sie diesen Massagegriff fünfmal.

Fußrücken – Massagegriff für das Sehnen-Marma »Die Schnelle« (Ksipram) und für die Zwischenräume der Mittelfußknochen

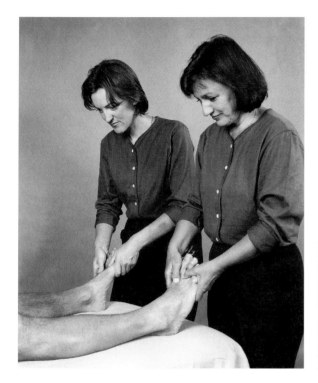
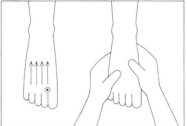

Umfassen Sie die Füße mit beiden Händen. Dabei liegen die Finger als Stütze an der Fußsohle und die beiden Daumen auf dem Fußrücken am Zehenansatz. Beginnen Sie mit der Massage am Zwischenraum von der großen Zehe zur daneben liegenden zweiten Zehe. Hier befindet sich das Sehnen-Marma »Die Schnelle« (Ksipram). Es gibt Auskunft über schnelle Reaktionen in den Beinen. Durch diesen Massagegriff können die Sprungreflexe beruhigt oder angeregt werden.

Massieren Sie abwechselnd mit beiden Daumen und leichtem Druck an den Zehenzwischenräumen vom Zehenansatz nach oben Richtung Fußgelenk. Ein Daumen folgt dem anderen.

Massieren Sie jeden Zwischenraum zweimal.

Mittelfuß – Verbindung herstellen zwischen dem Muskel-Marma »Herz des Fußes« (Talahrdaya) und dem Sehnen-Marma »Die Schnelle« (Ksipram)

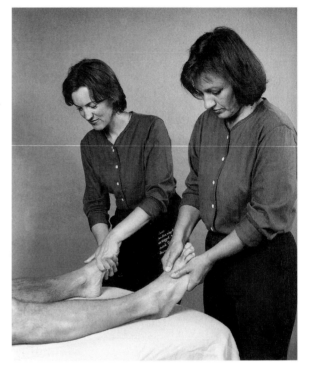

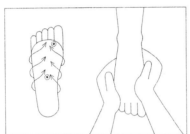

Umfassen Sie die Füße mit beiden Händen. Die Daumenballen liegen auf dem Fußrücken und die Finger an der Fußsohle zwischen Ferse und Fußgewölbe. Massieren Sie mit den Daumenballen und den Daumen von der Mitte des Fußrückens hin zu den Fußrändern mit kräftigen, halbrunden Bewegungen. Die unteren Finger bewegen sich gleichzeitig zur Mitte des Fußgewölbes. Die Massage verläuft von den Zehen Richtung Fußgelenk in drei bis vier Griffen. Dabei werden das Muskel-Marma »Herz des Fußes« (Talahrdaya) und das Sehnen-Marma »Die Schnelle« (Ksipram) entlastet.

Die Massage vermittelt ein Gefühl des Knetens.

Führen Sie diesen Ablauf dreimal aus.

Fußgelenk – Massagegriff für das Gelenk-Marma des Knöchels (Gulpa)

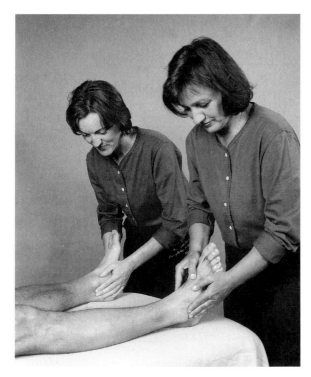

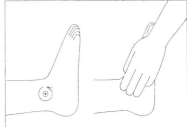

Legen Sie Ihre Hände rechts und links vom Fuß an die Knöchel. Die Daumen liegen auf dem Fußrücken, während Sie mit den Fingerkuppen von Zeige-, Mittel- und Ringfinger in kreisenden Bewegungen um die Knöchel massieren. Sie beginnen mit der kreisenden Bewegung an der Vorderseite des Knöchels und massieren über die Rückseite nach vorne. Hier kann das Gelenk-Marma des Knöchels (Gulpa) belebt oder beruhigt und damit stabilisiert werden.
Machen Sie diesen Massagegriff fünfmal.

Unterschenkel – Massagegriff zur Entlastung des Muskel-Marmas »Sitz der Kraft« (Indravasti)

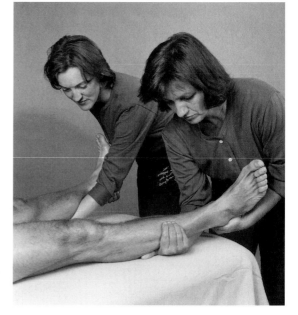

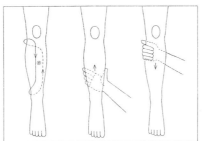

Bei der Massage des Unterschenkels halten Sie das rechte Bein der zu massierenden Person mit Ihrer linken Hand unter der Ferse, während Sie mit Ihrer rechten Hand massieren. Ihre Partnerin hält das linke Bein mit der rechten Hand und massiert mit der linken Hand. Die Beine heben sich bei der Massage leicht von der Unterfläche ab.

Massieren Sie nun den Wadenmuskel vom Fußgelenk bis knapp unterhalb der Kniekehle. Dort drehen Sie Ihre Hand so weit nach außen, dass Ihre Fingerkuppen zum Schienbein kommen. Massieren Sie mit den Fingerkuppen neben der Außenkante des Schienbeins nach unten, bis Sie wieder oberhalb des Fußgelenks angelangt sind. Hier drehen Sie Ihre Hand in die Ausgangsposition und beginnen erneut, den Wadenmuskel nach oben zu massieren. Bei diesem Massagegriff wird hauptsächlich das Muskel-Marma »Sitz der Kraft« (Indravasti) angesprochen. Da es sich um einen sehr schmerzempfindlichen Bereich handelt, sollten Sie hier sehr vorsichtig mit Druck umgehen. Das Muskel-Marma ist am Ende des Zwillingswadenmuskels, beim Übergang zur Achillessehne, zu spüren.

Machen Sie diesen Griff fünfmal.

Knie – Massagegriff für das Gelenk-Marma des Knies (Janu) und das Sehnen-Marma vom geraden Oberschenkelmuskel (Ani)

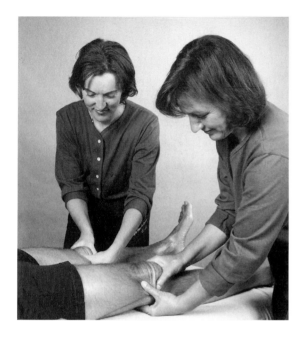
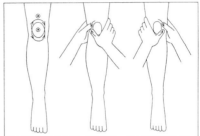

Beginnen Sie mit der Massage des Kniegelenks immer seitlich der Kniescheibe. Hier wird auf der linken Knieseite begonnen. Halten Sie das Knie seitlich mit beiden Händen. Die Finger liegen weich unter der Kniekehle, die beiden Daumen an der linken Seite der Kniescheibe, etwas versetzt zueinander. Der linke Daumen bewegt sich im Bogen um die Kniescheibe nach unten; gleichzeitig bewegt sich der rechte Daumen gegenläufig nach oben. Auf der rechten Seite der Kniescheibe treffen sich beide Daumen wieder. Der linke Daumen bewegt sich nun im Bogen nach oben, der rechte Daumen nach unten, bis sich beide Daumen wieder an der linken Seite treffen.

Üben Sie jeweils oberhalb der Kniescheibe etwas Druck aus, um so das Sehnen-Marma des geraden Oberschenkelmuskels (Ani) mit einzubeziehen und zu entlasten. Durch diesen Massagegriff können Sie das Kniegelenk (Janu) stabilisieren und Entlastung für die Kniescheibe ermöglichen.

Machen Sie diesen Massagegriff zehnmal.

Oberschenkel – Massagegriff für das Blutgefäß-Marma »Die Weite« (Urvi)

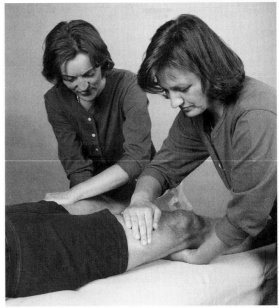

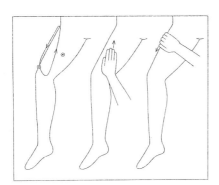

Unterstützen Sie die Knie der zu massierenden Person. Das rechte Bein unterstützen Sie mit Ihrer linken Hand und massieren mit Ihrer rechten Hand. Ihre Partnerin unterstützt das linke Bein mit der rechten Hand und massiert mit der linken Hand. Sie beginnen die Massage an der Innenseite des Oberschenkels (am schrägen Schneidermuskel), etwas oberhalb vom Kniegelenk. Massieren Sie mit der ganzen Handfläche schräg nach oben zur Vorderseite des Oberschenkels Richtung Hüftgelenk. Unterhalb vom Hüftgelenk drehen Sie Ihre Hand, so dass Sie den Oberschenkelmuskel gut in der Hand haben, und massieren mit mehr Druck Richtung Knie zum Sehnen-Marma »Ani«. Hier drehen Sie Ihre Hand wieder Richtung Innenseite des Oberschenkels und beginnen von vorne (vgl. S. 90 f.). Ihre Partnerin massiert spiegelgleich mit der linken Hand.

Je nach Druck und Schnelligkeit der Massage kann die Oberschenkelmuskulatur angeregt oder beruhigt werden. Dadurch wird indirekt das Blutgefäß-Marma »Urvi« beeinflusst und somit der Kreislauf.

Führen Sie den Ablauf fünfmal aus.

Brustkorb – Massagegriff für das Muskel-Marma »Wachstum der Brust« (Stanarohita)

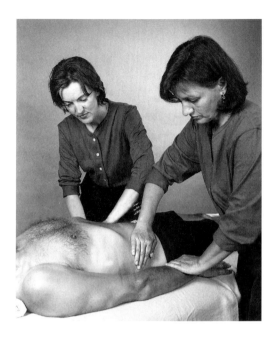
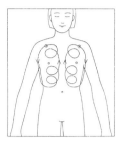
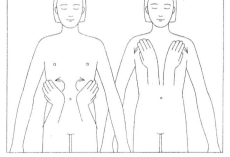

Verteilen Sie genügend Öl über den Brustkorb (dies ist besonders bei Männern mit Brustbehaarung wichtig).

Legen Sie Ihre rechte Hand – Ihre Partnerin die linke Hand – behutsam auf den unteren Bereich der Rippenbögen. Massieren Sie unterhalb des Rippenbogens nach außen und wieder zurück zur Mitte. Massieren Sie auf diese Weise, ohne Druck, in großen, kreisenden Bewegungen Richtung Schlüsselbein. Wo das Brustbein mit dem Schlüsselbein zusammentrifft, drehen Sie Ihre Hände quer und massieren unterhalb vom Schlüsselbein nach außen Richtung Achselhöhlen. Bevor Sie diese erreichen, drehen Sie Ihre Hände wieder und massieren seitlich an der Brust vorbei die Flanken nach unten und dann zum unteren Bereich der Rippenbögen.

Achten Sie bitte darauf, dass Sie beide die Brustdrüse auslassen und synchron massieren. Im Allgemeinen ergeben sich zwei kreisrunde Massagebewegungen unterhalb der Brust und eine kreisrunde Bewegung oberhalb der Brust zum Schlüsselbein hin.

Machen Sie diesen Massagegriff dreimal.

Hand – Massagegriff für die Zwischenräume des Mittelhandknochens

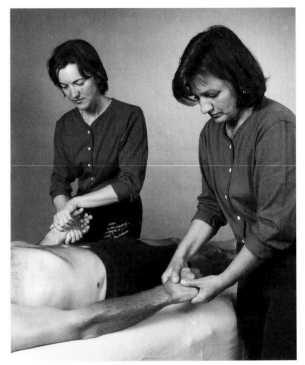

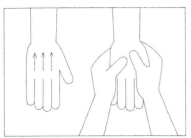

Verteilen Sie genügend Öl auf die Arme. Umfassen Sie die rechte Hand der zu massierenden Person – Ihre Partnerin die linke Hand – mit Ihren beiden Händen. Massieren Sie abwechselnd mit Ihren beiden Daumen und mit leichtem Druck auf dem Handrücken die Fingerzwischenräume vom Fingeransatz Richtung Handwurzel, wobei ein Daumen dem anderen folgt. Sie beginnen mit dem Raum zwischen Zeige- und Mittelfinger, gehen weiter zum Raum zwischen Mittel- und Ringfinger und enden zwischen Ringfinger und dem kleinen Finger.
Führen Sie das Ganze zweimal aus.

Hand – Massagegriff für das Muskel-Marma »Herz der Hand« (Talahrdaya)

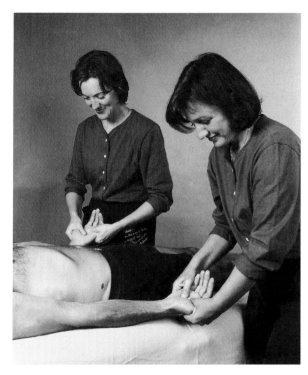
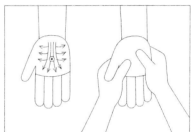

Drehen Sie nun die Hände der zu massierenden Person, so dass die Handinnenflächen oben sind. Dann halten Sie die Hände, wobei Ihre vier Finger die Handrücken unterstützen, während Ihre Daumen die Handinnenflächen massieren.

Massieren Sie zuerst mit kräftigen, streichenden Bewegungen von der Handwurzel Richtung Fingeransatz und anschließend von der Mitte der Handinnenfläche zu den beiden Außenseiten der Hand.

Hierbei wird das Muskel-Marma »Herz der Hand« (Talahrdaya) angesprochen und entlastet. Dieses Muskel-Marma ist der Schnittpunkt der Beuge- und Streckbewegung der Finger und der Hand. Es gibt Auskunft darüber, ob die Greifreflexe der Hand angeregt oder beruhigt werden sollen.

Machen Sie dies fünfmal.

Hand – Massagegriff für das Muskel-Marma »Herz der Hand« (Talahrdaya)

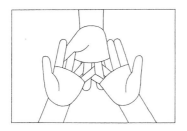

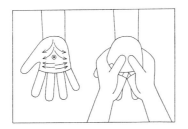

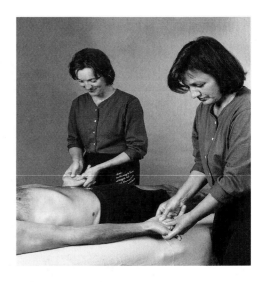

Bei diesem Massagegriff schieben Sie und Ihre Partnerin, wie auf der Abbildung oben gezeigt, die Finger Ihrer beiden Hände zwischen die Finger der rechten bzw. linken Hand der zu massierenden Person. Alle Handflächen schauen nach oben. Ihre beiden kleinen Finger treffen sich im Zwischenraum von Ring- und Mittelfinger. Der Daumen der rechten zu massierenden Hand liegt zwischen linkem Mittelfinger und dem Zeigefinger; der Daumen der linken zu massierenden Hand liegt zwischen dem rechten Mittelfinger und dem Zeigefinger. Dehnen Sie so die zu massierende Hand, und legen Sie dann Ihre freien Finger um die Außenkante und Ihre Daumen in die Handinnenfläche. Achten Sie darauf, dass das Handgelenk der zu massierenden Hand nicht abgeknickt wird und der Arm weiterhin bequem aufliegt.

Massieren Sie nun mit Ihren beiden Daumen die Handinnenflächen in halbkreisförmigen, kräftigen Bewegungen von der Handwurzel zur Außenkante der Hand. Die Bewegung setzt immer wieder in der Mitte an und geht nach außen. Zum Abschluss die Fingerballen abwechselnd von der Mitte nach außen massieren und dabei die Handinnenfläche gut dehnen.

Mit diesem Massagegriff entlasten Sie wieder das Muskel-Marma »Herz der Hand« (Talahrdaya).

Führen Sie den Griff fünfmal aus.

Unterarm – Massagegriff für das Muskel-Marma »Sitz der Kraft« (Indravasti)

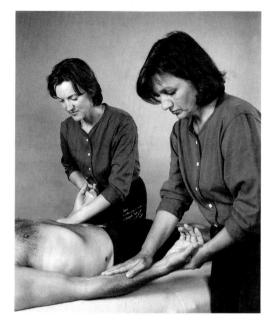
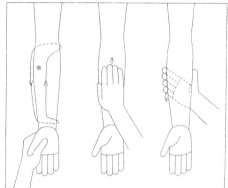

Halten Sie mit Ihrer linken Hand die rechte Hand der zu massierenden Person, während Ihre Partnerin mit ihrer rechten Hand die linke Hand der zu massierenden Person hält. Ihr Daumen liegt in der Mitte der Hand, Ihre vier Finger unterstützen den Handrücken.

Massieren Sie mit Ihrer rechten Hand – Ihre Partnerin mit der linken Hand – an der Innenfläche des Arms vom Handgelenk ausgehend nach oben Richtung Ellenbeuge. Knapp unterhalb der Ellenbeuge drehen Sie Ihre Hand nach rechts um den Arm zur anderen Seite – Ihre Partnerin entsprechend nach links. Von dieser Stelle aus massieren Sie mit Ihren Fingerkuppen an der Innenseite der Außenkante (Speiche des Unterarms) zurück zum Handgelenk. Dort angekommen, gleiten Sie mit Ihrer Hand durch eine leichte Drehung zurück zur Innenseite des Unterarms und beginnen von vorne.

Das Muskel-Marma »Sitz der Kraft« (Indravasti) am oberen Ende zwischen Elle und Speiche ist gut spürbar bei der Drehung des Unterarms. Durch den Massagegriff kann hier eine Entlastung erfahren werden.

Machen Sie diesen Massagegriff fünfmal.

Oberarm – Massagegriff für das Blutgefäß-Marma »Die Weite« (Urvi)

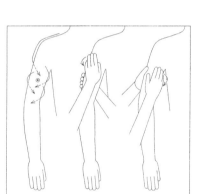

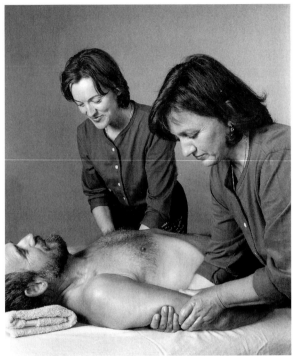

Bei der Massage des Oberarms nehmen Sie diesen in Ihre Hände und halten den Arm so, dass die Außenseite des Arms oben liegt. Sie beginnen die Massage, eine gleichzeitige Dreh- und Zugbewegung, mit Ihrer linken Hand oben am rechten Schultergelenk – Ihre Partnerin beginnt mit der rechten Hand am linken Schultergelenk. Ihre linke Hand zieht und dreht nun vom Schultergelenk aus über die Außenseite zur Unterseite des Oberarms nach links. Sobald Ihre linke Hand an der Unterseite des Oberarms angekommen ist, beginnt Ihre rechte Hand unterhalb des Schultergelenks an der Innenseite mit der gleichen Dreh- und Zugbewegung nach rechts zur Unterseite des Oberarms zu massieren. Setzen Sie mit Ihren Händen immer da wieder an, wo Sie mit der vorhergehenden Bewegung aufgehört haben. Ihre Partnerin arbeitet spiegelbildlich.

Führen Sie diese Bewegung je nach Länge der Oberarme zwei- bis dreimal aus, bis Sie den Ellbogen erreicht haben. Die Massage erinnert an Zopf-Flechten. Stimmen Sie sich mit Ihrer Partnerin ab.

Mit diesem Massagegriff wird die Muskulatur des Oberarms entlastet. Dadurch kann das Blutgefäß-Marma »Die Weite« (Urvi) indirekt beeinflusst und der Rückfluss des Blutes aus den Armen zum Herzen unterstützt werden.

Machen Sie diese Oberarm-Massage insgesamt dreimal.

Becken – Massagegriff für das Knochen-Marma des Kreuzbeins (Katikataruna) und das Knochen-Marma am oberen Rand der Beckenschaufel (Nitamba)

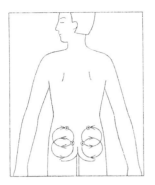

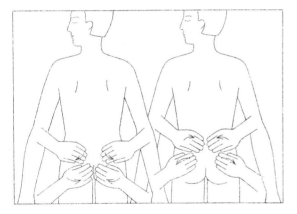

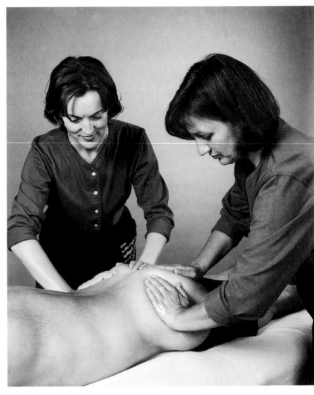

Lassen Sie nun die zu massierende Person sich auf den Bauch legen. Wie bei der Einzelmassage können Sie zur Unterstützung des Lendenbereichs ein Handtuch oder ein flaches Kissen unter Bauch oder Brustbereich legen. Die Arme können seitlich am Körper liegen, der Kopf ist zur Seite gedreht, oder die Hände liegen aufeinander, und der Kopf ruht mit der Stirn darauf (eventuell auch unter den Kopf ein flaches Kissen oder Handtuch legen).

Bevor Sie mit der Massage beginnen, verteilen Sie genügend Öl über den ganzen Rücken. Sie stehen seitlich neben der zu massierenden Person. Sie und Ihre Partnerin legen Ihre beiden Hände mit Abstand nebeneinander oben und unten auf den Gesäßmuskel. Die Finger weisen zum Kreuzbein. Die Bewegung ist kreisförmig von außen nach innen, wobei die beiden Hände versetzt arbeiten.

Beginnen Sie beim linken Gesäßmuskel mit der linken Hand vom Beckenkamm aus zu massieren, während Ihre Partnerin beim rechten Gesäßmuskel mit der rechten Hand beginnt. Ihre linke Hand massiert im Halbkreis Richtung Oberschenkel zur Außenseite des Gesäßmuskels. Ihre rechte Hand folgt dem Halbkreis in die entgegengesetzte Richtung zum Beckenkamm und weiter zur Außenseite des Gesäßmuskels. Die Hände treffen sich jeweils am Beckenkamm und am unteren Ende des Gesäßes. Es handelt sich hier um eine ähnliche Bewegung wie bei der Massage der Kniescheibe. Ihre Partnerin massiert wieder spiegelbildlich. Bei dieser Massage werden das Knochen-Marma des Kreuzbeins (Katikataruna) und das des oberen Rands der Beckenschaufeln (Nitamba) angesprochen. Das Kreuzbein (Ileosacralgelenk) stellt die Verbindung zu den Beckenschaufeln her und steht, wie alle Knochen-Marmas, im Zusammenhang mit innerer und äußerer Stabilität. Der obere Rand der Beckenschaufeln ist die Ansatzstelle vom breiten Rückenmuskel, so dass durch diese Beckenmassage in diesem Bereich eine Entlastung entsteht.
Massieren Sie insgesamt zehnmal.

Rücken – Massagegriff für das Blutgefäß-Marma »Die Größe des Rückens« (Brhati)

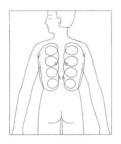

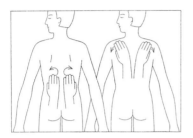

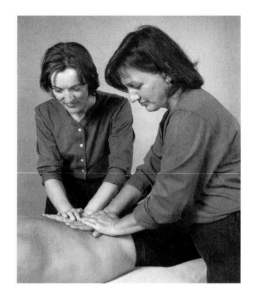

Bevor Sie mit der Masage des oberen Rückens fortfahren, achten Sie darauf, ob das verteilte Öl noch ausreicht. Gegebenenfalls nochmals einölen.

Legen Sie Ihre rechte Hand oberhalb vom Beckenkamm links neben die Wirbelsäule. Ihre Partnerin beginnt mit der linken Hand oberhalb vom Beckenkamm rechts neben der Wirbelsäule. Massieren Sie nun in großen, kreisförmigen Bewegungen zur Seite und wieder zurück zur Wirbelsäule, bis Sie den oberen Schulterrand erreicht haben (je nach Länge des Rückens etwa vier Kreise). Wenn Sie den oberen Schulterrand erreichen, massieren Sie am Rand entlang nach außen und gehen in einer durchgehenden Bewegung an der Außenseite entlang nach unten zur Ausgangsposition. Achten Sie darauf, wie die zu massierende Person Druck verträgt, vor allem im Bereich zwischen den unteren Rippen und dem Beckenkamm. Wird mehr Druck vertragen, können Sie Ihre massierende Hand mit der anderen unterstützen.

Am Schnittpunkt vom breiten Rückenmuskel und vom Trapezmuskel befinden sich jeweils die Blutgefäß-Marmas »Die Größen des Rückens« (Brhatis). Durch die Massage der Rückenmuskulatur können Sie entlastend oder anregend über diese Blutgefäß-Marmas auf den Kreislauf einwirken.

Machen Sie diesen Massageablauf fünfmal.

Schulterblatt – Massagegriff für das Knochen-Marma des Schulterblatts (Amsaphalaka)

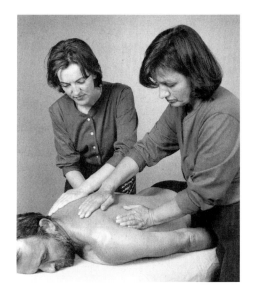
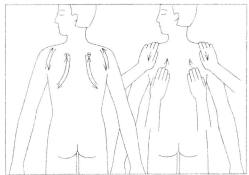

Die Arme der zu massierenden Person liegen jetzt seitlich am Körper.

Legen Sie Ihre rechte Hand an die Innenkante des linken Schulterblatts und Ihre linke Hand parallel etwas versetzt weiter unten an die Außenkante des Schulterblatts. Ihre Partnerin hat die linke Hand an der Innenseite des rechten Schulterblatts liegen und die rechte Hand parallel etwas versetzt weiter unten an der Außenkante. Massieren Sie gleichmäßig in langen, streichenden gegenläufigen Bewegungen: Ihre rechte Hand bewegt sich am Schulterblatt entlang nach unten, Ihre linke Hand nach oben und wieder zurück. Entsprechend spiegelgleich massiert Ihre Partnerin. Massieren Sie, bis die Schulterblätter warm sind und die Haut anfängt, sich ganz leicht zu röten, das heißt gut durchblutet ist. Je nach Verträglichkeit können Sie diese Massage langsam beginnen und dann schneller werden. Wichtig ist, dass die Bewegungen wieder synchron mit Ihrer Partnerin ausgeführt werden.

Die Schulterblätter gehören zu den Knochen-Marmas und hängen, wie die Beckenschaufeln, mit Stabilität zusammen. Durch die Verbindung mit wichtigen Schultermuskeln kann über diese Massage der Schulterbereich gut entlastet werden.

Massieren Sie nicht öfter als zehnmal.

5. Nachbehandlungen

Ein sehr wichtiger Aspekt der Ayurvedischen Massage ist auch die Zeit »danach«. Beenden Sie jede Massage, indem Sie mit Ihren beiden Händen die Füße der zu massierenden Person nochmals für einen Moment halten und damit signalisieren, dass die Massage abgeschlossen ist.

5.1 Das Nachruhen

Decken Sie die massierte Person nach der Massage gut zu, je nach Wärmebedürfnis mit einem gut angewärmten Tuch oder einer Decke. Lassen Sie auf jeden Fall genügend Zeit zum Ruhen, damit die Massage und das Öl nachwirken können. Bei einer Ganzkörpermassage ist eine Zeit von 15 Minuten angebracht.

5.2 Bad oder Dusche

Wenn die Möglichkeit besteht, ist es empfehlenswert, nach der Massage eine warme Dusche oder ein Bad zu nehmen. Die Wirkung der Massage und des Öls kann dadurch vertieft werden. Durch das warme Wasser, das maximal Körpertemperatur haben sollte, dringt das Öl noch besser in die Haut ein und verstärkt so den Ausscheidungs- und Entgiftungsprozess im Körper. Nach dem Bad nochmals kurz ausruhen. Wenn die Außentemperatur zu niedrig ist, ist es ratsam, auf eine warme Dusche oder ein warmes Bad zu verzichten, da durch die Ölmassage die Poren der Haut sehr offen sind und durch die Kälte ein zu großer Wärmeverlust entstehen würde. Daher ist es empfehlenswert, in diesem Fall nur auszuruhen.

5.3 Beobachtung der Merkmale

Durch das Nachruhen bekommt die massierte Person auch Gelegenheit, nachzuspüren und die körperliche, psychische, emotionale und geistige Befindlichkeit zu beobachten:

- Was hat die Massage bewirkt?
- War das Öl gut gewählt?
- War der Druck angemessen?
- War die Geschwindigkeit richtig?
- Waren irgendwo Schmerzen zu spüren?
- Waren bestimmte Marmas eventuell schmerzhaft spürbar ?
- Wie ist jetzt die Empfindung und die Befindlichkeit?

Sie selbst haben auch die Möglichkeit, bei sich nachzuspüren, welche körperlichen, psychischen, emotionalen und geistigen Veränderungen durch das Geben der Massage festzustellen sind:

- Welche Wirkung und Eigenschaften hat die Massage in Ihnen hinterlassen?
- Wie sind Sie mit Ihrer eigenen Kraft umgegangen?
- Wie sind Sie mit der Ihnen zur Verfügung stehenden Zeit zurechtgekommen?
- Wie sind Sie auf die Bedürfnisse der massierten Person eingegangen?
- Welcher Kontakt ist zu der massierten Person entstanden?

5.4 Nachgespräch

Zur Abrundung der Ayurvedischen Massage sollten Sie ein Nachgespräch führen. Es kann aufzeigen, ob bei der Massage das Gefühl von Zufriedenheit im Sinne von »Satt-Sein« zustande gekommen ist und die massierte Person wieder mehr »Zusammenhalt« spürt. Sprechen Sie mit dem anderen über dessen Beobachtungen während und nach der Massage, und teilen Sie auch mit, was Ihnen beim Massieren aufgefallen ist. Nur so haben Sie die Möglichkeit herauszufinden, wie die Massage gewirkt hat, was Sie bei weiteren Massagen beachten sollten und ob bei eventuell aufgetretenen Schmerzen eine ärztliche Abklärung notwendig ist.

6. Regelmäßige Körperpflege mit Öl

Den größten Nutzen werden Sie haben, wenn Sie die Ayurvedische Massage regelmäßig anwenden. Sie eignet sich auch sehr gut zur Selbstmassage und ist ein hervorragendes Mittel zur Körperpflege und Gesundheitsvorsorge. Nehmen Sie sich regelmäßig Zeit, um Ihren Körper mit dem für Sie passenden Öl einzuölen. Ein guter Zeitpunkt ist dafür der Morgen – als Vorbereitung für die Aktivitäten im Alltag. Aber auch eine abendliche Ölmassage wird Ihnen wohl tun – als Vorbereitung für einen erholsamen Schlaf. Finden Sie die für Sie richtige Zeit, zu der Sie sich mit Muße regelmäßig einölen können. Es muss nicht immer eine Ganzmassage sein, auch eine Teilmassage hat eine regenerierende Wirkung. Massieren Sie sich zum Beispiel Füße und Beine oder Hände und Arme, oder auch einmal den Kopf. Regelmäßige Ayurvedische Massagen ermöglichen Ihnen auch einen regelmäßigen Kontakt mit Ihrem Körper. So können Sie rechtzeitig bemerken, wenn sich etwas verändert hat, in welche Richtung sich die Veränderung bewegt, und bei möglichen Beschwerden frühzeitig Gegenmaßnahmen ergreifen.

Regelmäßige Ayurvedische Ölmassagen stabilisieren den Kreislauf und das Nervensystem. Sie unterstützen die Abwehrkräfte der Haut und haben regenerierende Wirkung auf den gesamten Organismus.

Die in diesem Buch beschriebene Ayurvedische Massage ist eine Grundmassage, die Sie gut als regelmäßige Maßnahme anwenden können. Wenn Sie sich eingehender mit dieser Massage und den damit verbundenen Möglichkeiten beschäftigen möchten, empfehlen wir Ihnen die angegebene weiterführende Literatur und den Besuch von Seminaren.

Ayurveda hat sehr viel mit Erfahrung und Einfühlung zu tun. Die beste Voraussetzung dafür ist, sich immer wieder neu auf sich selbst und auf den zu massierenden Menschen einzustellen und einzulassen. Ein ganz wichtiger Faktor hierbei ist die Zeit und die Geduld.

Und nun wünschen wir Ihnen viel Freude und angenehme Erfahrungen für Ihre Massagepraxis.

Anhang

Literatur zur Ayurvedischen Massage

Johari, Harish: *Ancient Indian Massage*. Munshiram Manoharlal Publishers Ltd., New Delhi, 1984

Leboyer, Frédérick: *Sanfte Hände. Die traditionelle Kunst der indischen Baby-Massage*. Kösel [15]1996

Rhyner, Hans: *Gesund, jung und lebensfroh mit Ayurveda*. BLV 1991

Allgemeine Literatur

Bögle, Reinhard: *Das große Yoga-Buch*. Humboldt o.J.

Brunner, Uschi/Hanewald, Ruth: *Yoga und Ayurveda*. Walter [2]1997

Chopra, Deepak: *Ayurveda – Gesundsein aus eigener Kraft*. Goldmann 1996

Dash, Bhagwan: *Caraka Samhita. Vol. I und II*. Chowkhamba Sanskrit Series Office 1977

Fischer-Rizzi, Susanne: *Aroma-Massage*. Irisiana/Hugendubel [2]1995

Frawley, David: *Ayurvedic Healing*. Passage Press, Salt Lake City, 1989

Heyn, Birgit: *Die sanfte Kraft der indischen Naturheilkunde*. Barth 1992

Lad, Vasant/Frawley, David: *Die Ayurveda Pflanzen-Heilkunde*. Windpferd [3]1991

Lonsdorf, Nancy/Butler, Veronika/Brown, Melanie: *Ayurveda für Frauen*. Knaur 1994

Lobo, Rocque: *Ayurveda. Besser leben im Rhythmus der Zeit*. M & T Edition Astroterra 1987

Ranade, Subhash: *Ayurveda – Wesen und Methodik*. Haug 1994

Schrott, Ernst: *Ayurveda für jeden Tag*. Mosaik 1994

Schrott, Ernst: *Die köstliche Küche des Ayurveda*. Mosaik 1995

Thakkur, Chandrasekhar: *Das ist Ayurveda. Die indische Heil- und Lebenskunst*. Bauer [4]1994

Verma, Vinod: *Gesund und vital durch Ayurveda*. Barth 1995.

Zoller, Andrea/Nordwig, Hellmuth: *Heilpflanzen der Ayurvedischen Medizin*. Haug 1997

Fortbildungsseminare

Fortbildungsinstitut für ganzheitliche Gesundheit, Ayurveda & Yoga.

Das Fortbildungsinstitut München-Nürnberg bietet eine kompakte 1 1/2-jährige Fortbildungsreihe zum Thema Prakrti-Analyse und Marma-Lehre an. Diese beinhaltet Ayurveda, Yoga und Ayurvedische Ernährungslehre. Dazu werden weitere kompetente Referenten eingeladen. Das ausführliche Curriculum ist erhältlich über die Autorinnen, Adressen s. Einzelmassagen.

Einzelmassagen

Yogastudio
Heike Wicklein
Löbleinstraße 29/Rgb.
90409 Nürnberg
Tel./Fax 0911-35 88 75

Studio für Ayurveda Yoga
Uschi Brunner
Amalienstraße 45/Mgb.
80799 München
Tel./Fax 089-39 85 34

Ayurveda-Studio
Siegfried Heilscher
Kuppelholzweg 5
91362 Pretzfeld
Tel./Fax 09194-346

Ruth Hanewald
Breisacher Str. 2
81667 München
Tel. 089-448 25 66

Ayurvedische Öle

Die Kräuterdrogerie
Mag.pharm. Birgit Heyn
Kochgasse 34
A-1080 Wien
Tel./Fax 0043-1-405 45 22

Empfehlungen für Panchakarma-Kuren

in Deutschland:

AUM – Kurzentrum
für Ayurveda und Naturheilverfahren
Römerstraße 1-3
74629 Pfedelbach-Gleichen
Tel. 07949-590
Fax 07949-26 24

Habichtswaldklinik AYURVEDA
Ganzheitliche Klinik Werner Wicker KG
Wigandstraße 1
34131 Kassel-Wilhelmshöhe
Tel. 0561-31 08 99
Fax 0561-310 88 83

in Indien:

Atmasantulana Village
Near M.T.D.C., Holiday Resort
Bombay-Pune Road
Karla 410 405
Maharashtra
India
Tel. 0091-2114-822 91 oder 822 32
Fax 0091-2114-822 03

in Sri Lanka:

(Bergland)
»Greystone Villa«, Diyatalawa
Auskunft und Anmeldung über
Ayurvedic Health Care Resorts (Pvt) Ltd.
Norbert Fischer
Christophstraße 5
70178 Stuttgart
Tel. 0711-234 81 44
Fax 0711-234 81 45

(Küste)
»Lotus Villa«, Peter Huber, Ahungalla
Auskunft und Anmeldung über
 Ayurvedic International
Helga M. Schmidt
Leutstettener Str. 67 a
81477 München
Tel. 089-780 97 77
Fax 089-780 97 76

Das erste Yoga-Buch, das die Yoga-Praxis mit dem Wissen der indischen Medizin verbindet.

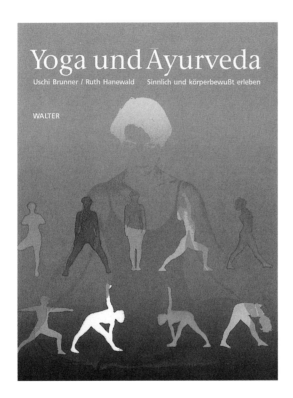

Broschur, 192 Seiten mit 240 sw-Abb.
ISBN 3-530-11701-3

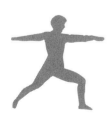

Die Autorinnen geben den klassischen Yogastellungen einen neuen gesundheitlichen Aspekt: Sie verbinden sie mit den Grundsätzen der traditionellen indischen Medizin «Ayurveda». Originelle Übungsreihen führen zu einem verfeinerten Körpergefühl und bewußteren Erleben.

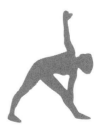

Walter Verlag Zürich und Düsseldorf

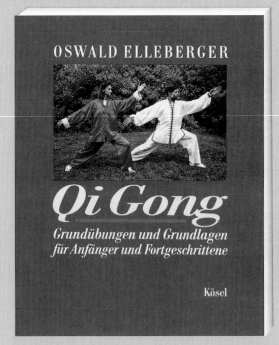